호흡이
10년을 더
살게 한다

미세먼지로부터 숨통 트이는 호흡 건강법

호흡이
10년을 더
살게 한다

최천웅 지음

MADE
MIND

호흡이 쾌적하면 건강수명 10년이 늘어난다!

언제부터인가 마음 놓고 깊이 숨을 쉬는 것이 편치 않아졌습니다. 사람이 살면서 가장 중요한 것 중에 하나가 편안하게 숨 쉬며 사는 것인데 말이죠.

우리에게 너무나 당연하게 생각되면 등한시하는 경향이 있습니다. 공기에 대한 고마움이 그랬습니다. 예전에는 물을 사서 먹을 거라고 아무도 생각하지 않았지만, 지금은 생수를 사 먹는 것이 너무나 당연하게 되어버렸습니다.

우리가 매일 2.5리터의 물을 마신다면 공기는 8천 리터 이상을 흡입합니다.

그런데 깨끗한 물은 우리가 어렵지 않게 선택할 수 있지만 깨끗한 공기는 개인의 선택도가 상당히 떨어집니다. 즉 물은 골라 마실 수 있지만 공기를 그럴 수가 없는 것입니다.미세먼지, 유해가스, 화학제품, 호흡기 감염, 알레르기, 만성 폐질환, 폐암 등 우리의 호흡기 건강을 위협하는 요소들이 너무나 심각해지고 있는데 말이죠.

의료기술이 발전하면서 사람들을 괴롭혀왔던 수많은 질환들은 위험이 감소하고 있지만 호흡기 질환의 발병률과 사망률은 오히려 증가하고 있습니다. 오염된 공기를 마시면 우리의 건강뿐만 아니라 수명까지 단축될 수 있다는 걱정이 현실로 나타나고 있는 것입니다.

아무런 변화 없이 이대로 놓아둔다면 불편함 없이 숨을 쉬는 것이 당연하지 않은 시대, 쾌적한 숨을 쉬는 것이 특권처럼 여겨지는 암울한 시대가 올지도 모르겠습니다.

호흡기 건강은 언제 안 좋아질지 알 수가 없습니다. 서서히 나타나기도 있지만, 몸이 버틸 때까지 버티다가 어느 순간 한계점에 이르면 급격히 악화되는 경우가 많습니다.지금 아무런 이상이 없다고 해서 10년 후도 괜찮다는 보장이 없는 것입니다. 백세시대를 눈앞에 둔 지금 '무조건 오래 살면 좋은 것인가?'라는 질문에 지체 없이 '예'라고 대답할 사람은 많지 않을 것입니다. 호흡기 질환으로 숨을 쉬는 것이 힘든 사람들은 중에는 차라리 죽는 게 낫겠다는 심정으로 살아가는 사람들이 많습니다. 이제는 얼마나 오래 살 것인가 보다 언제까지 건강하게 살 것인가라는 생각이 더 중요해지고 있습니다. 호흡이 편안하다면 단순히 수명뿐만이 아니라 건강수명, 나아가 행복수명까지 늘려갈 수 있습니다.

옛말에 물이 깨끗하면 70세까지 살고 공기가 깨끗하면 80세까지 산다는 말이 있습니다. 오래전부터 질병을 예방하고 건강하게 장수하는데 호흡을 그만큼 중요하게 생각해왔던 것이죠. 숨을 들이마시고 내쉬는 호흡은 우리를 살아있게 해주는 가장 기본적인 활동입니다. 호흡이 불편하기 시작하면 다른 모든 활동들도 더 이상 정상일 수가 없습니다. 내가 지금 가지고 있는 호흡기건강을 최대한 유지하며 살아갈 수 있다면 앞으로 10년, 그리고 그다음 10년도 큰 문제없이 건강수명을 늘려가며 100세 시대를 맞이할 수 있을 것입니다.

운이 좋게도 올해 4월에 EBS '명의'라는 프로그램에 출연해서 그동안 많은 분들이 호흡기 건강에 대해 궁금해했던 것과 제가 하고 싶었던 이야기를 조금이나마 전할 수 있었습니다.

하지만 방송만으로는 제약이 있었습니다. 그래서 현재로서 할 수 있는 최대한의 소통을 하고자 펜을 들었습니다. 의사와 환자가 서로 소통할수록, 그리고 현재 상황에 대해 이해할수록 호흡기 질병은 예방되고 나아질 수 있기 때문입니다. 그동안 호흡기내과 의사로서 가장 많이 받았던 질문과 대답들을 가능한 여기에 풀어내고자 노력했습니다.

이 책으로 모든 호흡기 질환을 막을 수는 없겠지만 쾌적하게 숨을 쉬면서

호흡이 10년을 더 살게 한다

건강수명을 늘려갈 수 있는 가이드라인은 될 수 있을 것입니다.

　다시 일상에서만큼은 누구나 걱정 없이 편안한 숨을 쉴 수 있게 되기를 바라는 마음으로 이 책을 전합니다.

2017년 12월

최천웅

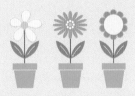

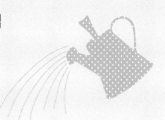

2장 일상에서 상쾌 지수를 높이는 방법

3장 호흡이 10년을 더 살게 한다

4장 상쾌한 우리 집 만들기

5장 원인을 알면 답이 보인다

에필로그

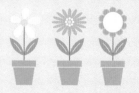

1장

호흡이 편안해야
행복지수가 높아진다

미세먼지가 치명적인 이유

얼마 전 중년의 한 여성분이 심하게 기침을 하고 호흡하기가 어렵다며 응급실로 실려 왔습니다. 평소에도 환절기가 되면 기침을 오래 하기는 했지만 이번처럼 숨을 못 쉴 정도는 처음이었다고 합니다. 벚꽃 축제 기간에 길거리에서 음식을 파는 노점을 하다가 갑자기 호흡곤란이 오면서 쓰러졌고, 주변 사람이 119를 불러 응급실로 오게 된 것입니다. 검사 결과 미세먼지로 인한 기관지 천식의 급성발작이라는 진단을 받았습니다. 미세먼지가 심해서 주의보가 내린 날도 어김없이 일을 나갔고 손님을 맞기 위해 마스크도 쓰지 않았다고 합니다. 미세먼지로 인한 급성 악화가 와서 심한 호흡곤란과 산소부족으로 상당히 위험한 상태였습니다.

　우리나라는 옛날부터 매년 봄이면 짙은 황사에 시달려왔습니다. 특히 이른 봄철에 중국의 내륙에서 심한 모래 먼지가 많이 날라 왔죠. 신라시대에도 토우(土雨)라고 해서 하늘에서 흙비가 내렸다는 기록이 있습니다.

　아마 이것도 중국이나 몽골 고비사막에서 날아온 황사일 것입니다. 수 천 년 전부터 불과 몇 년 전까지 황사는 단순한 모래바람으로 받아들여져 온 것입니다. 그런데 이제는 황사라는 표현은 사라지고 미세먼지라는 말로 대체되었습니다.

 갑자기 왜 용어가 달라졌을까요? 과거 중국으로부터 불어오는 것은 말 그대로 모래먼지가 섞인 바람일 뿐이었습니다. 황사가 불어오는 봄철이면 일시적으로 환자가 증가했습니다. 먼지가 눈에 들어오면 결막염이, 살에는 피부염이 생기고, 목에는 인후두염이 발생했다가 넘어가는 경우가 대부분이었죠.
 그런데 중국에 산업시설들이 급증하고 그곳에서 배출되는 오염원에 의해 중금속과 유해입자를 머금게 되면서 먼지가 독성 물질을 모을 수 있는 집적체가 되어버렸습니다.
 암이나 뇌졸중과 같은 중증질환까지 일으킬 수 있는 고위험 물질로 변해버린 것입니다.
 이러한 미세먼지는 폐뿐만 아니라 혈관 등 몸속 깊은 곳까지 침투해서 건강을 무너뜨릴 수 있고 심지어 수명을 짧아지게 합니다.
 그래서 황사 자체보다는 그 안에 유해물질을 포함한 미세먼지가 심각한 문제가 되고 있습니다.

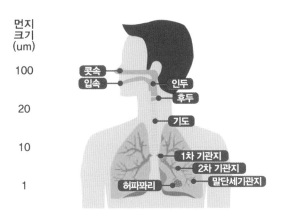

먼지
크기
(um)

100　콧속　입속　인두
　　　　　　　후두
20　　　　　　기도
10　　　　1차 기관지
　　　　　　2차 기관지
1　허파꽈리　말단세기관지

미세먼지 크기에 따른 인체 침투 부위

　우리 몸은 호흡을 할 때 이물질이 들어오지 못하도록 방어하는 기능을 가지고 있습니다. 코털이나 점막이 몸 안으로 들어오기 전에 이물질을 막아주는 역할을 하는데, 보통은 머리카락의 1/10크기까지 걸러낼 수 있습니다.

　그보다 더 작은 미세먼지(10μm 이하, 1μm은 100만분의 1m)는 일단 흡입하면 상기도에서 걸러지지 않고 대부분 폐의 말단 부위(폐포)까지 들어와서 염증을 일으키고 가스 교환을 방해하게 됩니다.

미세먼지는 이제 계절과 상관이 없다고 보는 게 맞습니다. 불과 몇 년 전만 해도 노란 황사가 부는 이른 봄을 주의했다면 공장과 차량 등에 의해 인공적으로 만들어지는 미세먼지는 사시사철 발생하고 있습니다.

하늘이 맑아 보인다고 해서 미세먼지가 없는 것도 아닙니다. 하늘이 뿌옇게 보이는 날이지만 미세먼지는 정상 수준일 수 있고 푸른 하늘이지만 미세먼지 수치는 올라갈 수 있습니다.

$10\mu m$ 이하 크기, 즉 미세먼지만 공기 중에 존재한다면 하늘은 오히려 투명하게 보일 것 입니다. 우리가 탁하고 안 좋다고 느끼는 것들은 미세먼지보다 오히려 큰 먼지들 때문입니다. 내가 느끼는 것과 실제 발생하는 미세먼지 양은 다를 수 있는 것이죠. 그래서 하늘이 맑아 보인다고 안심하지 말고 외출하기 전에 미세먼지 상태를 확인해 보는 습관을 갖는 것이 필요합니다.

실시간 기상정보로 내가 있는 지역의 미세먼지 농도를 확인하고 그에 맞게 장비를 갖추는 것입니다. 일기예보에서 비가 올 확률이 높으면 우산을 챙기는 것과 같이 대비해야 합니다.

미세먼지는 전신건강을 위협한다

일단 몸에 들어온 미세먼지는 너무 작아 몸 속 어디든 침투할 수 있습니다. 눈에는 각막으로, 호흡기는 기관지와 폐, 피부에는 연고 바르면 스며드는 것과 같이 들어오게 됩니다.

특히 2.5μm 이하의 초미세먼지처럼 크기가 작을수록 흡수가 잘되고 다양한 경로를 통해 몸에 쌓이면서 염증 반응을 일으킵니다.

눈에 닿으면 각막에 상처를 주게 됩니다. 눈을 깜빡일 때마다 표면을 씻어내는 작용을 하는데, 우리 눈의 자정작용을 넘어서면 각막 손상이 나타날 수 있습니다.

특히 수용성 초미세먼지는 각막 안쪽으로 파고들어 혈관을 타고 돌아다닐 수 있는데, 그 안에 독성물질이 있다면 안구에 심한 염증을 유발하게 됩니다.

피부에는 표면의 털구멍과 땀샘을 통해 우리 몸속으로 들어올 수 있습니다. 피부가 예민하다면 먼지가 닿는 것만으로도 염증반응이 생길 수 있죠. 피부에 달라붙으면 피지샘이나 땀샘을 막아서 표면을 거칠게 하고 피부염을 일으키기도 합니다.

들이킨 미세먼지가 후각신경을 따라 뇌로 침투하면, 뇌혈관을 막아서 생기는 뇌졸중과 혈관성치매의 위험성도 있습니다. 뇌 전반에 염증반응을 일으키면 인지능력이 저하되고 행동장애가 생길 가능성도 충분히 존재합니다.

심혈관도 염증으로 문제가 생길 수 있습니다. 독성물질을 포함한 미세먼지가 혈관에 들어오면 염증을 일으키고, 그것이 뭉쳐서 굳으면 혈전(피딱지)이 됩니다. 이렇게 생긴 혈전이 혈관을 타고 돌다가 심장혈관을 막으면 심근경색, 뇌혈관을 막으면 뇌경색을 일으키게 됩니다. 주로 심장과 뇌혈관의 위험성이 높지만 신체 어느 부위든 혈관을 막으면 경색을 불러올 수 있는 위험요소가 되는 것이죠.

이처럼 미세먼지는 결국 염증으로 인한 혈관질환의 문제입니다.
미세먼지로 발기부전이 생길 수 있는가 이렇게 여쭤보시기도 합니다. 미세먼지로 생긴 혈전이 그 부위에 혈관을 막게 되면 가능하다고 할 수 있는 것이죠.
다시 말해 미세먼지가 어떤 특정한 병과 관련이 있기보다는 미세먼지가 일으키는 염증이 우리 몸 혈관의 어느 부위를 막느냐에 따라 예상치 못한 질환이 나타날 수 있습니다.

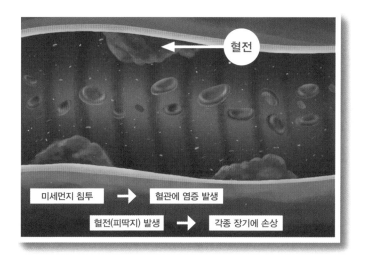

미세먼지로 인한 혈전 생성

미세먼지는 장기간 노출되었을 때 문제가 생깁니다. 우리 몸의 주요 장기들은 오랜 시간에 걸쳐 외부물질에 영향을 받게 됩니다.

미세먼지가 더욱 무서운 이유는 즉각적으로 우리 몸에 악영향을 주지는 않지만 장기간 축적이 되면 어떤 질환이나 결과로 이어질지 모른다는 점입니다. 더구나 미세먼지라는 존재가 주목을 받기 시작한 지 얼마 지나지 않았고 점점 더 심각해지는 대기질로 인해 우리 후세대에게는 더욱 치명적일 수 있습니다.

최악의 대기 참사로 꼽히는 런던 스모그 사태의 피해는 폐렴과 기관지염 등 대부분 급성질환이었습니다. 반면 초미세먼지의 장기간의 체내 축적에 대한 연구는 이제 시작 단계에 있습니다. 그래서 현재로서는 가능한 접촉을 줄이는 것이 최선의 방법입니다. 미세먼지를 되도록 차단하면서 앞으로 발생할 질병의 중요한 위험요인 한 가지를 제거한다는 개념으로 접근해야 합니다.

누구든지 자동차를 타면 교통사고가 날 가능성은 있습니다. 하지만 안전벨트를 착용한 사람은 사고가 났을 때 치명상의 확률을 줄일 수 있게 됩니다. 미세먼지도 마찬가지입니다.

오존도 미세먼지처럼 대처하라

오존으로 소독을 하는 오존수라는 것이 있습니다. 요즘은 식품공장 같은 곳에서도 오존수를 써서 음식을 소독하거나 수영장에 넣어서 소독하기도 합니다. 그런데 소독한다는 것은 그만큼 강력한 화학반응을 일으킨다는 것을 뜻합니다. 하늘의 성층권에서는 자외선을 흡수하며 우리를 보호하는 역할을 하지만 우리가 숨 쉬고 생활하는 대기 중의 오존은 그 자체가 강한 산화제입니다.

오존은 미세먼지처럼 눈과 피부의 건강을 해치기도 하지만 노출되었을 때 가장 문제가 되는 기관은 호흡기입니다. 심하면 폐와 기관지의 기능까지 떨어뜨리기도 하죠. 특히 무더운 여름날에 주의를 해야 합니다. 오존은 주로 온도가 높고 해가 쨍쨍 쬘 때 지표면의 배기가스와 같은 유기화학물질들이 빛과 합성되면서 만들어집니다. 때문에 오존은 미세먼지처럼 인체에 치명적인 오염물질로 분류됩니다.

오존은 입자가 아니라 가스 상태로 존재하기 때문에 아무리 촘촘한 마스크와 공기청정기를 써도 걸러지지 않습니다. 오존도 미세먼지와 마찬가지로 주의보가 내리는데, 오존주의보가 내리면 특히 오후 2시부터 5시 사이엔 야외 활동을 삼가는 것이 최선입니다. 집안에서는 창문을 닫아 바깥공기의 유입을 차단하고 외출을 하더라도 가급적 햇볕이 강한 차도는 피하는 것이 필요합니다. 미세먼지는 보통 하루 이상 지속되는 반면 오존주의보가 내리는 시간대는 정해져있기 때문에 그 시간대에 야외 활동을 줄이는 것이 가장 좋은 방법입니다.

오존은 실내 전자기기에서도 발생될 수 있기에 그러한 작업환경에서는 대비책을 마련해두는 것이 좋습니다.

예를 들어 사용량이 많은 복사기나 프린터 주변에서 장시간 일하는 사람들은 오존에 상시 노출이 되어 있다고 볼 수 있습니다. 실내 사무공간이라도 전자기기 사용이 계속된다면 여름철 야외보다 오존 노출이 심할 수 있기 때문에 그와 같은 작업환경에서는 수시로 환기를 시키는 것이 필요합니다.

오존 농도는 도시의 배출 가스와 지구온난화로 인해 지속적으로 상승하는 추세입니다.

오존의 대기오염 비중과 위해성은 미세먼지 못지않기 때문에 오존 역시 미세먼지처럼 최대한 노출을 줄이는 것이 최선의 예방법이 됩니다.

호흡이 10년을 더 살게 한다

어떤 연기든 접촉을 줄여라

39세 여성 H씨는 건강검진을 받으면서 흉부 CT를 촬영했습니다. 호흡에 아무런 불편함도 없었고 담배를 피운 적도 없었습니다. 사실 건강한 젊은 여성이 건강검진에서 CT를 촬영하는 일은 매우 드문 일입니다. 회사에서 제공하는 건강검진에서 CT 촬영이 선택사항으로 있다는 걸 우연히 알게 돼서 가장 방사선 노출량이 적다는 저선량 CT를 찍게 된 것이죠.

그런데 사진에서 1cm가 되지 않는 작은 간유리음영결절(뿌옇게 보이는 부분)이 보였습니다. H씨는 위험군에 속하지도 않았으며, 일시적인 흉터나 염증일 수 있기 때문에 1년 후에 다시 찍어보기로 했습니다. 다음 해에 촬영한 사진에서는 1.4cm까지 결절이 커졌고, 조직검사 결과 폐선암으로 밝혀졌습니다.

젊고 가족력도 없을뿐더러 담배를 피운 적도 없어서 설마 내가 폐암일까라고 생각했다는데, 확진을 받고 나니 너무나 당황한 모습이 역력했습니다. 하지만 이 경우는 상당히 운이 좋았다고 할 수 있습니다. 증상이 전혀 없기 때문에 이대로 몇 년이 더 흘렀다면 심각하게 퍼졌을 가능성이 높았기 때문입니다. 초기에 발견해서 항암치료 없이 수술로 제거했고 재발도 없었습니다. 하지만 너무 다행이라고 안도하는 마음보다 발견하고 치료하는 과정 동안 내가 왜 폐암이 생겼을까 황당하다는 느낌만 들었다고 합니다.

흡연이 폐암과 만성폐쇄성폐질환 등 수많은 호흡기 질환의 가장 큰 위험 요인이라는 사실은 아무도 부정하지 않습니다. 그러나 담배를 피우지 않는다고 해서 평생 안심할 수는 없습니다. 2014년에 건강보험공단에서 발표한 통계자료를 보면 남성의 폐암 발생률은 줄었으나 여성 환자는 급격히 늘었습니다. 주목할 점은 여성 폐암 환자의 80% 이상이 평생 담배를 피우지 않았던 비흡연자였던 것입니다.

예전에도 할머님들 중에 남편이 안방에서 담배를 많이 피워 간접흡연에 노출되거나 아궁이를 사용하면서 땔감을 태울 때 지속적으로 연기를 들이마셔 만성기도질환이 나타나는 경우가 많았습니다. 바이오매스라는 나무나 석탄 등 자연물질을 태우는 환경에 끊임없이 노출되어 호흡기질환으로 이어진 것이죠.

미세먼지의 피해라고 하면 중국에서 날아오는 대규모 먼지바람을 떠올리지만 사실 우리가 실생활에서 발생시키는 미세먼지의 비중도 그만큼 큽니다. 대표적인 것이 음식을 불로 조리할 때 발생하는 것이죠.

중국의 한 대학에서 요리사들을 대상으로 통계를 내봤더니 폐암발생률이 일반인들보다 훨씬 높다는 결과가 있었습니다. 높은 화력으로 볶는 중국 요리의 특성 때문에 요리사들이 계속해서 미세먼지를 들이켜 폐암이 증가한 것으로 보고 있습니다.

요리할 때 나오는 미세먼지는 가스레인지에서 불꽃이 타면서 나오는 것과 조리할 때 음식 자체에서 나오는 것이 있습니다.

그래서 가스레인지보다는 인덕션이 도움이 될 수 있지만, 무엇보다도 후드를 틀어 놓는 것이 중요합니다. 환기를 시킨 상태에서 후드를 틀면 요리 과정에서 나오는 대부분의 미세먼지를 배출할 수 있기 때문이죠. 또 요리가 끝난 후에는 15분 정도 자연환기를 유지하고, 사용한 요리 기구들은 가급적 빨리 청소해서 오염물질이 계속 방출되지 않도록 하는 것이 좋습니다.

엄밀히 말하면 우리 몸에 좋은 연기란 없습니다.

요리, 청소, 생활제품 등 실생활에서 발생하는 어떤 종류의 미세먼지이건 오랫동안 계속해서 들이킬 경우 만성 폐질환에 걸릴 확률은 그만큼 높아지게 됩니다. 희뿌연 살충제를 내뿜는 방역차의 연기도 몸에 좋지 않겠지만 짧은 시간 노출되기 때문에 건강에 큰 영향을 주지는 않습니다. 그러나 일상의 연기들은 자주 들이키는 만큼 우리 몸에 큰 문제가 될 수 있습니다. 모든 연기를 피할 수는 없지만 장기간 노출이 되는 연기들이 내 주변에 있다면 노출량을 줄일 수 있는 방법을 찾아야 합니다.

우리가 원하지 않은 유해물질이 실내에 존재할 수 있고, 쉽게 빠져나오지 못한 채 장시간 머무를 수 있기 때문에 자신의 집, 직장, 취미생활 등 일상에서 들이키는 연기를 최대한 줄이는 것이 호흡기 건강에 가장 효과적인 방법입니다.

먼지 낀 날에는 내 몸을 촉촉하게

요즘 청소기가 많이 좋아졌습니다. 100만 원이 넘는 고급 청소기도 적지 않더군요. 비쌀수록 성능은 좋겠지만 아무리 좋은 청소기를 써도 마지막에는 물걸레로 닦아 줘야 더 깨끗해지고 속이 후련한 감이 있습니다. 우리 기관지도 이와 비슷합니다.

 미세먼지 등으로 바깥공기가 나쁠 때는 수분을 많이 섭취하는 것이 좋습니다. 그런데 물을 많이 마시라고 하는 것은 목을 씻어내기 위한 것은 아닙니다. 물은 기도로 들어가지 않고 식도로 들어갑니다. 기관지가 건조하면 점막이 말라 방어능력이 떨어지고 세균의 침투에 취약해질 수 있는데, 그럴 땐 몸 안의 수분 양을 늘려서 미세먼지와 외부 물질에 대한 방어력을 높여주는 것이죠. 체내 수분을 유지해주면 몸에서 점액이 충분히 나와 기관지가 촉촉해져서 먼지를 걸러내고 배출하는데 도움이 됩니다.

 삼겹살에 대한 속설도 마찬가지입니다. 기름으로 목을 매끈하게 만들어서 먼지를 쓸어내린다는 것은 전혀 효과가 없을뿐더러 기름진 음식을 아무리 먹어도 식도로 들어가기 때문에 기도에 있는 먼지를 제거하는데 도움이 되지 못하죠.

피부도 아토피와 가려움증 등이 있는 분들이 미세먼지에 장시간 노출되면 상태가 악화될 수 있습니다. 미세먼지가 피부를 덮어 모공이 막히면 여드름과 뾰루지 같은 트러블이 일어나기도 하고 가렵거나 따가운 증상이 생기기도 합니다. 미세먼지가 많은 날에는 긴팔과 긴바지를 입어서 피부에 닿거나 흡수되는 것을 막고, 외출 후 샤워를 하고 보습제를 발라 촉촉하게 유지해 주는 것이 좋습니다. 거기에 물을 충분히 마셔주면 피부가 촉촉해져서 가려움과 건조증을 덜 수 있게 됩니다.

미세먼지에 가장 먼저 노출되는 것은 눈입니다. 각막에 붙어서 간지럽게 하고 비비면 더 불편해집니다. 미세먼지가 많고 바람이 세차게 부는 날에는 눈도 쉽게 건조해지기 때문에 밖에 다녀온 후 인공눈물로 안구를 촉촉하게 해서 씻어내는 것이 도움이 됩니다.

우리가 보통 목이 아프거나 붓는다는 것은 편도선이 있는 인두가 불편한 경우가 대부분입니다.
인후통은 말 그대로 목이 아픈 증상을 의미하죠. 목의 점막이 건조한 상태에서 먼지를 들이키는 원인이 상당히 많습니다.

물 충분히 마시고 커피, 카페인, 녹차, 홍차 등 탈수를 일으키는 것들을 줄이면서 하루, 이틀 정도 쉬면 좋아집니다.

우리 기도에는 외부에서 바이러스가 들어왔을 때 막아주는 방어기제들이 있는데 습도와 많이 관련되어 있습니다. 주변 환경이 너무 건조해지면 방어기제가 무너지게 되죠.

평소 실내 습도는 40~60% 정도가 적당합니다. 너무 낮으면 건조해서 호흡기에 염증이 생기기 쉽고 습도가 너무 높으면 곰팡이가 증식해 오히려 알레르기 비염과 천식 등을 악화시킬 수 있기 때문이죠.

직장에서 호흡기 건강 지키기

숯불갈비집 주인 65세 A씨는 젊은 시절 가게를 열고 오랫동안 직접 숯을 피우며 들이키는 미세먼지를 막기 위해 마스크를 착용하고 일을 해왔습니다. 반면 먼지가 많은 건축 현장 일을 하는 50대 남성 B씨는 마스크 등 간단한 차단 장비를 하지 않았다고 합니다. 예전에는 착용했지만 며칠 벗고 일해 보니 말하기도 편하고 몸에 지장이 없는 것 같아 그 이후로 오랫동안 사용하지 않았다고 합니다. 다른 조건은 비슷한 두 사람이었지만 폐기능 검사를 한 결과 A씨는 나이에 비해 건강한 폐활량을 가지고 있었고 B씨는 만성폐쇄성폐질환을 진단받게 됐습니다.

지속적으로 들이키는 나쁜 연기는 호흡기 질환의 주원인이기 때문에 직업적인 특성 때문에 나타날 수 있습니다. 지하철 역무원, 제철소 용접공, 교통경관 등 여러 피해 사례가 있어왔습니다. 미세먼지에 노출되어 있는 시간과 빈도수가 많은 환경에서는 반드시 방진마스크와 긴팔 등 차단 장비를 갖춰야 합니다. 며칠 해봤더니 몸에 지장이 없어서 착용하지 않는 경우가 적지 않은데 중증 호흡기 질환들은 단기간에 나타나지 않습니다.

장기간의 축적으로 서서히 문제가 발생하기 때문에 방심해서는 안 됩니다.

야외에서 일을 하다 보면 미세먼지가 심한 날 마스크를 쓰는 것이 맞는 것이지만, 일의 특성상 그러지 못하는 경우가 많습니다. 예컨대 대로변에서 과일야채 가게 일을 할 때 마스크를 착용하면 말도 잘 통하지 않고 손님들이 어디가 아픈가 하는 시선을 느낀다고 합니다. 결국 마스크가 필요한 상황임에도 쓰지 않고 기침이 심해져서 병원에 오시는 분들이 적지 않습니다.

저와 같은 의사들도 사실 마스크를 쓰고 진료를 보는 것이 원칙에 맞습니다. 그런데 잘 안 쓰게 됩니다.
환자분들이 자신에게 병이 있을까 꺼리는구나라고 오해하는 경우가 많기 때문입니다. 의사가 마스크를 착용하는 것은 수많은 사람들이 다녀가는 병원 환경에서 환자를 보호하기 위한 것인데 말입니다.
먼저 서로 간에 이런 오해가 없어져야 하고 직업의 특성으로 마스크를 쓰는 것이 일상적인 것으로 받아들여져야 합니다.

직장 실내공간에서 할 수 있는 가장 좋은 방법은 환기를 시키는 것

입니다. 먼지를 밖으로 내보내고 깨끗한 공기를 들어오게 하는 것이
죠. 그런데 실내보다 실외 공기가 안 좋은 지역일 경우 공기를 차단
할 수 있는 방법을 준비해야 합니다. 맑은 날 환기를 시키고 미세먼
지가 많은 날에는 차선책으로 공기청정기 등을 쓰는 것이 좋습니다.
미세먼지 노출이 심한 직장 환경에서는 공기청정기에 달려있는 미세
먼지 농도를 봐가면서 내부 공기의 질을 수시로 확인하는 것도 필요
합니다. 거기에 더해 에어커튼 등으로 실외 공기를 차단하는 방법도
있습니다.

외근 후에는 옷과 신발, 가방 등에 묻은 먼지를 털고 실내에 들어가
는 습관을 들여야 합니다.

외출하는 동안 미세먼지는 옷과 신발에 묻어서 사무실에 들어오는
데, 일단 바닥에 떨어졌다가도 공기조절장치 등에서 나온 바람에 날
려 떠다니게 됩니다. 실내용 신발로 갈아 신기 어렵다면 입구에 신발
바닥을 털 수 있는 매트를 쓰는 것도 효과적입니다. 단, 매트는 깨끗
이 씻어서 사용하고 정기적으로 세척해야 합니다.

요즘에는 사무실의 천장에 달린 공조장치를 많이 사용하기 때문에

호흡이 10년을 더 살게 한다

실내 공기가 차고 건조하게 됩니다.

입안이 마르면 자극에 예민해져서 기침을 많이 하게 되는데, 거기에 찬물을 마시면 후두가 자극돼서 더 심해질 수 있죠. 이때 따뜻한 보리차나 미지근한 물을 마시면 기침을 줄여주는 효과가 있습니다.

특히 생강차는 몸을 따뜻하게 하고 살균작용을 해서 기침, 가래 증상을 완화해 준다고 알려져 있습니다.

외출 전에 이것만은 알고 나가자

미래의 지구는 SF 영화에서 나오는 유해가스로 뒤덮인 행성처럼 숨을 쉴 수 없는 환경으로 변해 인간은 유리돔 안에서 살아야 하는 것은 아닐까 걱정이 될 정도입니다. 이대로 대기오염이 계속된다면 멀지 않은 미래에 정말 그렇게 될 가능성이 큽니다.

미세먼지 수치가 높은 날에는 특히 호흡기로 들어오는 양이 많기 때문에 미세먼지용 마스크를 착용하는 것이 필요합니다. 마스크를 고를 때 기준이 되는 KF는 코리아필터(Korea Filter)를 뜻합니다.

KF80이면 공기 중 미세먼지의 80% 정도를 차단해주는 촘촘함을 가진다는 의미이죠. KF 수치가 높을수록 좋다고 생각할 수 있지만, 직물이 너무 촘촘하면 오히려 활동하면서 숨쉬기가 불편하게 느껴질 수 있습니다. 그래서 일상생활에서는 KF80 정도면 미세먼지를 방어하면서 가장 효율적으로 활동을 할 수 있는 수준으로 봅니다.

KF94부터가 방역용 마스크입니다. 먼지가 많은 곳에서 일을 해야 하거나 오랫동안 미세먼지에 노출이 될 경우 착용합니다.

우리나라도 신종플루와 메르스 사태를 겪으며 밖에서 마스크를 쓰는 것이 낯설지 않게 됐지만 그전에는 마스크를 쓰면 수상하게 보거나 과하다는 인식이 있었죠. 다행스럽게도 이제는 점차 일상에서도 쓰고 다니는 것이 자연스럽게 받아들여지는 것 같습니다.

마스크는 개인이 미세먼지를 방어할 수 있는 가장 효과적인 수단입니다. 야외활동에서 호흡기 건강에 가장 중요한 것은 미세먼지와 접촉을 줄이는 것이기 때문이죠.

미세먼지 마스크는 1회용입니다. 빨아서 쓰면 먼지를 잡는 정전기 기능이 떨어지고 필터가 망가지기도 합니다. 빨지 않아도 계속해서 사용하면 먼지가 묻어 성능은 줄어들고 그 안에 습기가 차면서 세균이 번식할 수 있기 때문에 오히려 안 좋을 수 있습니다.

요즘에는 미세먼지가 많은 날 야외활동에서 눈을 보호하는 다양한 보안경들이 나와 있습니다.

눈을 효과적으로 보호하기 위해서는 틈새가 별로 없는 선글라스가 가장 좋습니다. 자외선 차단과 미세먼지가 각막에 닿는 것을 동시에 막을 수 있기 때문이죠. 일반 안경도 먼지가 정면으로 들어가는 것을 막아주기 때문에 도움이 됩니다. 그래서 먼지가 많은 날에는 건조증과 충혈 등을 일으킬 수 있는 콘택트렌즈보다는 일반 안경을 쓰는 것이 눈을 보호하는데 좋습니다.

 인터넷에는 미세먼지를 걸러내기 위해 코털이 길게 자란 모습을 풍자한 동영상까지 등장했습니다. 그런데 미세먼지를 방어하는데 코털의 길이는 중요하지는 않습니다. 보통의 먼지는 코털이나 기관지 섬모 등을 통해 걸러낼 수 있지만 미세먼지는 기도를 지나 폐까지 그대로 통과하기 때문에 코털을 잘라도 미세먼지의 방어 효과가 줄어드는 것은 아닙니다.

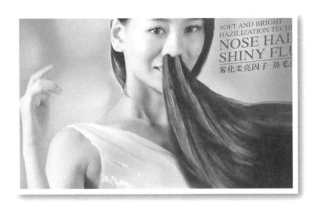

중국의 대기오염 방지 단체 홍보 포스터

호흡이 10년을 더 살게 한다

자동차에서 오래 생활하는 분들도 초미세먼지에 노출이 심합니다. 좁은 공간이기 때문에 공기 회전이 좋아야 합니다. 맑은 날 환기를 시켜주고 정기적으로 에어필터를 체크해주는 것만으로도 자동차 내부 공기는 훨씬 깨끗해질 수 있습니다.

차가 가다 서다를 반복하면서 브레이크를 계속 밟으면 타이어와 도로면이 마찰되면서 초미세먼지가 발생하는데, 교통이 혼잡한 날에는 외부 공기 통로를 통해 안으로 들어오게 됩니다.

그럴 땐 차 창문을 닫고 가급적이면 내부순환으로 틀어놓는 게 좋습니다.

그런데 외부 공기 통로가 먼지로 가득 찼다거나 습기로 인해 곰팡이가 피었다면 오히려 해가 되겠죠.

에어컨 필터에 때가 꼈다거나 퀴퀴한 냄새가 나고 특히 많은 비가 온 후에 곰팡이가 생길 수 있습니다. 이럴 때 필터를 정기적으로 점검하고 청소한다면 충분한 효과를 볼 수 있습니다.

지하철 공기는 어떨까요?

승강장에는 대부분 스크린도어를 설치해 놓아서 지하철 공기질은 점차 개선되어 왔지만 실제 수치를 보면 여전히 뭔가 안 좋습니다.

강한 열차풍에 의해 이끌려온 미세먼지가 지하철이 정차해 출입문이 열릴 때 올라와 미세먼지 농도가 크게 높아집니다. 예전보다 승강장의 미세먼지 양은 분명히 줄어들었지만 터널 안의 환기되지 못한 농축된 먼지가 계속 영향을 줄 수 있는 것이죠.

　열차 안에서는 미세먼지를 일으키는 가장 큰 원인이 사람들의 옷입니다.
　의류와 섬유제품들에 붙어 있다가 날아다니게 되는 미세먼지의 양은 생각보다 상당합니다.
　미세먼지뿐 아니라 감염성 호흡기 질환을 앓고 있는 사람이 만원 지하철에서 기침을 한다면 세균이나, 바이러스가 날아다닐 수도 있습니다.
　그래서 만원 지하철에서는, 특히 미세먼지 주의보가 내리거나 인플루엔자 유행 기간에는 마스크를 착용하는 것이 좋습니다.

　미세먼지 농도가 높아도 꼭 나가야 할 일이 있다면 나가야겠죠.
　교통사고가 무섭다고 차 타는 것을 포기하지는 않는 것처럼 어떻게 주의하며 생활환경을 관리할 것인가의 문제입니다.

　　　　　　　　호흡이 10년을 더 살게 한다

미세먼지가 많은 날 외출을 다녀왔다면 그 즉시 물로 씻어내는 것이 좋습니다. 초미세먼지는 호흡으로 입안과 피부에 달라붙기 때문에 손 씻기, 입안 행구기, 눈 씻기 등으로 제거해줘야 합니다.

도라지즙을 마시면 기관지에 좋은가요?

"도라지즙이 정말 기관지에 도움이 되는 건가요?"

호흡기 내과 의사들이 가장 많이 받는 질문 중 하나입니다.

도라지는 예전부터 가래를 배출하는 효과가 뛰어나다고 해서 한방 약재로도 사용되고 있죠.

먹어서 도움이 된다면 물론 괜찮다고 말씀드립니다. 그런데 평상시 건강관리의 차원이지, 도라지와 배즙, 해조류 등 식품으로 호흡기질 환을 치료하고 있다는 생각은 오히려 위험할 수 있습니다.

예컨대 한 때 유행했던 포도요법으로 심각한 질병에 걸렸던 사람이 완치되었다는 이야기가 언론에도 화제가 되었던 적이 있었죠. 실제 로 그 사람의 경우 정말 포도를 먹고 나았을 수도 있습니다. 그러나 비슷한 효과를 모든 사람에게 똑같이 기대할 수는 없습니다. 특정 식 품에 들어있는 성분이 호흡기 질환을 회복시킨다는 증거는 아직 없 기 때문입니다.

목 안쪽을 들여다보면 두 개의 구멍이 있습니다. 앞에는 식도가 있 고 뒤에는 기도가 위치하고 있죠. 말 그대로 식도는 음식물이 위장으 로, 기도는 공기가 폐로 들어가는 통로입니다. 목구멍이 시작되는 곳 에 는 후두개라는 덮개가 있는데, 이것은 참 신기해서 음식을 먹을 때는 기도를 닫아주고, 숨을 쉴 때는 식도를 닫아 줍니다. 그래서 음식물이 기도로 들어가지 못하게 하는 자동개폐장치 역할을 하게 됩니다.

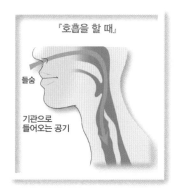
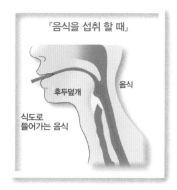

기도와 식도로 들어가는 통로가 다르다

호흡기에 문제가 되는 미세먼지와 담배연기 등은 기도를 통해서 폐로 들어오게 되므로 음식으로는 직접 기도를 부드럽거나 깨끗하게 할 수가 없는 것이죠.

모든 질병의 출발은 대부분 염증입니다. 오메가3, 컬러푸드, 견과류 등의 음식들이 방송에서 많이 추천되고 있는 이유는 항산화 작용으로 몸에 있는 염증반응을 낮춰주는 기능이 있기 때문입니다. 미세먼지에 좋다는 음식들도 대부분 항염증 작용, 항산화 작용이 있는 음식들인 것이죠.

이러한 식품들을 꾸준히 먹으면 체내 염증과 혈류 개선에 약간은 도움이 될 수는 있겠지만, 말 그대로 건강보조의 개념으로 접근해야지 치료를 위해 권하지는 않습니다.

문제는 실제로 건강식품을 약처럼 광고되기도 한다는 것입니다. 약은 독한 것, 식품은 몸에 부담이 없는 것이라는 인식 때문인지 건강식품들이 치료제로 둔갑하기까지 하죠. 그러나 식품에 들어있는 특정 성분들을 과다 섭취하면 오히려 문제가 생길 수도 있습니다.

예를 들어 미나리가 간에 좋다는 말을 듣고 그것을 끓이고 달여서 농축을 해서 먹고 오히려 상태가 악화돼서 병원을 찾는 분들이 꽤나 있습니다. 한방에서도 약재를 쓸 때는 정해진 기준에 따라 약으로 만들게 됩니다. 몸에 좋은 건강식이 아니라 스스로 식품을 약처럼 만들어 먹게 되면 득보다 실이 크게 됩니다.

결국 미세먼지에 좋은 음식이라고 하면 염증을 줄여주는 항산화 물질이 많은 식품을 먹으면 도움이 될 수 있겠지만 건강증진의 차원에서 꾸준히 복용하면 도움이 된다는 관점으로 활용하는 것이 좋습니다.

술은 먹어도 되나요?라고 많이 물어보십니다. 오랫동안 과음을 하지 않는다면 술 자체가 호흡기에 직접적인 영향을 주지는 않습니다. 문제는 첨가물입니다. 술에는 제품마다 색소 등 여러 첨가물이 들어 있습니다. 그런 것들이 문제가 될 수 있기 때문에 자신이 특정한 술을 마셨을 때 호흡에 불편함이 느껴진다면 그 종류의 술은 피하는 것이 좋습니다.

공자님이 말씀하신 중용은 건강에도 매우 탁월한 대처법이 됩니다. 너무 무관심해도 위험성을 키울 수 있지만 지나치게 과민해도 오히려 불편함과 부작용을 가져올 수 있는 것이죠.

우리 아이들 미세먼지 보호

"미세먼지 농도가 $80\mu m$인데 아이들 밖에 나가서 놀게 하면 안 되는 건가요?"

주부님들이 많이 물어 오십니다.

불과 얼마 전까지도 당연히 아이들은 밖에서 뛰어 놀아야 한다고 했습니다. 그런데 이제는 아이들을 학교에 보내기도 걱정되는 날들이 점점 많아지고 있습니다.

호흡기 질환은 소아에서 가장 빈번하게 발생하는 질환입니다. 나이가 어릴수록 호흡기 발육이 미숙하고 기관지의 자정작용이 떨어지기 때문에 미세먼지에 더 민감하고 증상이 심하게 나타납니다. 더구나 미세먼지는 결국 누적량이 문제가 되기 때문에 어렸을 때부터 들이킨다면 성인이 되었을 때 이미 안 좋은 영향을 받고 있을 가능성도 커지게 됩니다.

하지만 미세먼지가 낀 모든 날에 무조건 아이들을 못 나가게 하면 우울해하겠죠.

일일이 세부지침을 마련하기보다는 아이들에게 필요한 사항들을 알고 지키는 것이 좋습니다.

어린아이들은 성인에 비해 기관지가 매우 좁기 때문에 세기관지, 즉 기관지의 말단 부분에 염증이 생기는 경우가 많습니다.

모세기관지염이라고 하는 기관지의 가장 작은 가지에서 발생하는 감염성 질환입니다.

기관지가 약한 생후 24개월 미만인 아기들에게 주로 발생하게 되죠.

기관지가 작은 부위일수록 이물질의 배출이 원활하지 못해 염증이 생기면 숨이 차고 쌕쌕거리는 증상이 나타납니다.

그래서 영유아들은 날이 건조하고 추운 날쌕 미세먼지가 좋지 않은 날엔 외출을 자제하는 것이 필요합니다. 또 호흡기가 건조하면 발병률이 높아지니 실내 습도를 50~60%로 유지해주는 것이 좋습니다.

면역력이나 세균감염에 아직 취약하다고 보는 나이는 만 5세를 기준으로 봅니다.

5살 이상 아이들은 손을 잘 씻고 영양섭취와 개인위생을 지키는 것만으로도 많은 부분을 예방할 수 있습니다.

주의할 점은 미세먼지가 많은 날 성인용 마스크를 쓰면 뜨거나 헐렁해서 효과가 떨어지므로 얼굴 크기에 맞는 아동용으로 써야 한다는 것입니다.

또 피부가 연약해서 거칠어지거나 가려움증이 생길 수 있으므로 미세먼지 농도가 높은 날에는 긴 옷을 입히는 것이 좋습니다.

특히 천식이나 기관지염이 있는 아이들에게는 이러한 수칙에 좀 더 꼼꼼히 주의를 기울일 필요가 있겠죠.

실내에서 공기청정기를 사용한다면 특정 제품을 한대 장만하기보다 활용도에 맞게 선택하는 것이 효과적입니다. 예를 들어 집 안에서 활동량이 많은 아이들이라면 이동할 수 있는 제품이 좋고, 각방에서 따로 지내는 시간이 많다면 소형 제품을 여러 개 설치하는 것이 효과적일 것입니다.

아이의 침구와 의류는 자주 세탁하거나 햇볕에 말리고 카펫이나 융 등의 바닥재는 피하고 애완동물은 기르지 않는 것이 좋습니다.

아이들의 면역력을 키우려면 충분한 수분과 영양소 섭취가 중요합니다.

한두 가지 음식으로 아이들의 면역력이 좋아지지 않습니다. 열량이 높고 기름진 음식보다 담백한 음식을 먹고 과식은 피하는 것이 좋습니다. 균형식을 섭취하지 못하면 면역력에 좋다고 알려진 식품들을

호흡이 10년을 더 살게 한다

아무리 섭취해도 효과가 없습니다. 면역력에 좋은 균형식이란 하루 2~3 공기의 잡곡밥, 한 끼니에 한 가지 이상의 살코기나 생선 또는 두부, 2가지 이상의 채소 반찬, 하루 2번 정도의 과일, 유제품과 적절한 양의 식물성 기름이 들어간 식사를 말합니다.

 지나친 당분 섭취는 면역력을 약하게 하므로 주의하고 육류도 동물성지방이 많은 부위보다는 살코기를 반찬으로 주는 것이 좋습니다. 면역과 성장에 도움이 되는 필수지방산이 높은 식물성 기름을 사용하여 음식을 요리해 줍니다. 최근 건강에 관심이 높은 가정에서 올리브유를 식용유로 대체해서 사용하는 경우가 많은데 필수지방산은 콩기름이나 옥수수기름에 더욱 많습니다.

 아이들에게 미세먼지가 더욱 걱정되는 점은 지속적으로 노출되면 향후에 어떤 영향을 미칠지 아무도 모른다는 것입니다. 현재로서 유일하게 할 수 있는 것은 접촉을 줄이고 영양 상태를 유지하는 것입니다. 무조건밖에 나가지 않는 것이 최선이 아니라 이러한 기본적인 원칙들을 지켜준다면 미세먼지가 아이들의 건강에 악영향을 주는 원인들을 상당 부분 줄일 수 있습니다.

반려동물과 호흡기 건강

강아지들을 20년 넘게 집에서 키워온 주부 N씨.

자신이 개를 키우는데 아무런 문제가 없다고 생각해왔습니다. 약간의 기침과 가려움은 누구에게나 있을 수 있는 것으로 여겨왔죠. 그런데 우연한 계기로 하게 된 알레르기 피부 반응 검사에서 개털에 강한 양성반응을 보였습니다.

자신은 이 정도가 정상이라고 생각했지만 심한 알레르기 증상을 갖고 있었던 것이죠. 막상 치료를 시작하고 증상이 나아지면서 그제야 편히 숨을 쉰다는 것을 알게 되었다고 합니다.

반려동물을 키우는 분들 중에는 이런 사례가 꽤나 많습니다.

자신은 수십 년 동안 아무런 문제없이 지내왔다고 생각하지만 실제로 검사를 해보면 천식과 비염, 피부염 등 각종 알레르기 질환을 갖고 있는 것이죠. 정말 괜찮은 게 아니라 너무 오래 동물 털에 노출되어왔기 때문에 이 정도가 정상일 거라고 느끼게 된 것이죠.

알레르기도 일정한 공간 안에 얼마나 높은 농도로 오랫동안 접촉했느냐에 따라 증상이 달라지는데, 반려동물은 같은 공간에서 매일 함께 지내기 때문에 상당히 중요한 알레르기 요인이 됩니다.

동물 털 알레르기는 기본적으로 가지고 있는 사람이 있고, 계속 키우다 보니 생기게 되는 사람이 있습니다. 타고나지 않더라도 함께 지내면서 자꾸 노출되다 보니 발생하는 경우가 있는 것이죠.

　의학 실험실에서 쥐나 기니피그로 자주 연구를 하는 사람들이 털 알레르기가 더 많이 생긴다는 통계도 있었습니다.

　사실 동물에 천식 등 알레르기 반응이 나타난다면 키우지 않는 것이 가장 좋은 방법입니다.

　그러나 가족처럼 키우던 반려동물과 헤어질 수 없어서 끝까지 키우겠다고 고집하기도 합니다.

　옆방에서 키우면 되지 않느냐고 물어보는 분들도 많은데, 알레르기 치료는 노출을 차단하는 것이지, 노출을 적게 하는 것은 아닙니다. 증상을 알면서도 이 정도는 내가 감수해야 한다는 분들이 있지만, 사실 건강에 있어서 감수한다는 말은 어울리지 않습니다. 알레르기 반응이 있는데 나는 불편하지 않다고 생각하는 것은 무거운 가방을 메고 살면서 이 정도는 괜찮아라는 것과 같습니다. 그것을 무조건 참고 견디며 지내다 보면 나이가 들면서 조금씩 몸이 망가지기 시작합니다.

개는 밖에서 뛰어놀고 개집에서 살게 하는 것이 가장 좋지만, 아파트 환경에서는 그렇게 하기가 힘들죠.

기침을 하고 숨이 차도 내 삶의 만족감을 높여준다고 느낀다면 적절한 치료를 받으면서 키워야 하는 것이고, 좀 더 편한 호흡환경을 원한다면 안 키우는 겁니다. 알레르기가 있는데 반려동물 키우고 있다면 반려동물이 주는 만족감과 알레르기로 인한 불편함을 저울질해서 조금이라도 만족을 높이는 쪽으로 선택하는 것이 좋다고 봅니다.

반려동물 미세먼지 대응 방법

반려동물도 사람의 대처법과 크게 다르지 않습니다.

집 안에서 키우는 경우 매일 산책을 나가고 있었다면 어떡해야 할까요?

미세먼지가 '나쁨' 수준인 날에는 산책 시간을 30분 이내로 줄이고 도구를 이용한 실내놀이가 도움이 될 수 있습니다. 개의 경우 산책할 때 땅바닥에 코를 대고 냄새를 맡게 되는데, 바닥에 깔린 미세먼지가 반려동물의 몸 안으로 들어와 안 좋은 영향을 끼칠 수 있기 때문입니다.

일반적으로 늦은 밤부터는 대기가 정체되어 있어 미세먼지의 농도가 높아지기 때문에 늦은 저녁시간과 이른 아침 시간을 피해서 외출하는 것도 한 가지 방법입니다.

반려동물도 특히 눈과 코, 피부 등 많이 접촉하는 부위가 예민해지고 염증 등이 발생할 수 있기 때문에 외출 후에는 물을 사용해 가벼운 목욕을 시켜주고 털을 깨끗하게 말려주는 것이 좋습니다.

물을 이용한 목욕이 어렵다면 드라이샴푸와 브러시 등으로 털에 묻은 미세먼지를 제거하고 특히 입 주변과 발에 묻은 미세먼지를 깨끗하게 닦아 줍니다.

눈은 전용 세정제를 이용해 닦아주면 좋습니다.

바깥에서 생활하는 경우 평소보다 물을 자주 공급하고 균형 잡힌 식사와 건강 상태에 맞은 영양제 등으로 면역력을 높일 수 있도록 돕는 것이 필요합니다.

호흡이 10년을 더 살게 한다

등산은 호흡기 건강에 좋다?

산속에서 불어오는 맑고 청정한 공기는 당연히 건강에 도움이 됩니다. 깨끗한 산 공기를 마시며 여유롭게 산을 오르는 등산만큼 좋은 운동도 없지요. 그러나 호흡기 건강이라는 관점에서 보면 조금 다릅니다.

50대 한 남성분은 평생 자신이 천식인지 모르고 살았습니다. 도시에서 지낼 때는 꽃가루가 날리는 봄철에 기침 정도만 하고 답답한 기분이 들었는데, 소나무로 가득한 숲에 등산을 갔다가 바람이 불어 가루가 심하게 날리자 급성천식 발작이 일어나 병원에 실려 온 일이 있었습니다.

일반적으로 산림이 울창한 곳에서는 피톤치드가 많이 나와서 기분을 좋게 해줄 수 있지만, 다양한 꽃가루와 식물들이 있고, 숲이나 습지에 곰팡이가 있을 수 있기 때문에 자신이 산속의 환경에 예민하지 않다는 전제가 필요합니다.

미세먼지가 높을 때 등산과 같이 실외에서 호흡량이 많은 운동을 하게 되면 평소보다 훨씬 많은 먼지를 들이마시게 됩니다.

이른 아침 운동도 좋지 않습니다. 이른 아침에는 대기가 정체돼 있기때문에 오염된 공기가 쌓여있게 됩니다. 낮에는 대기 중의 노폐물과 미세먼지들이 성층권으로 올라가 있다가 늦은 저녁이 되면 지면 가까이 깔리게 됩니다. 그래서 야외운동을 하려면 차라리 오후에 하라는 권유가 나오게 되었습니다.

특히 천식 환자들의 경우 추울 때 야외에서 뛰지 말라고 당부드립니다. 찬 공기는 기관지를 수축하게 만들어 호흡 악화를 일으키기 때문입니다. 일반적으로 권하는 운동이라도 자신의 호흡 조건에 맞지 않는다면 하지 않는 것이 가장 안전한 방법입니다.

알레르기가 심하거나 호흡기가 좋지 않다면 따뜻하고 습한 실내에서 운동하는 것이 가장 좋습니다. 세계적인 수영 강국인 호주는 어디서든 동식물들과 가까이 지내다 보니 천식 환자 비율이 세계에서 가장 높은 나라 중 하나였습니다. 국가 차원에서 청소년들에게 안전한 운동을 장려하기 위해 어렸을 때 수영을 많이 시키게 되었죠. 수많은 청소년들이 수영을 하다 보니 좋은 선수들이 많이 발굴되었고 수영 강국으로 성장하게 된 것이죠. 박태환 선수도 수영을 시작하게 된 계기가 천식이라고 합니다. 어렸을 때 천식이 심해서 의사로부터 운동을 수영으로 권유받았고 재능을 발견하게 되었다고 합니다.

호흡기가 안 좋은 분들은 추운 곳에서 격하게 운동하는 것이 가장 안 좋은 운동이라고 할 수 있습니다.

호흡기 질환이 있는데 산의 정산까지 올라가서 내가 건강하다는 것을 확인해보겠다고 하면 오히려 위험한 상황이 생길 수 있다는 것이죠. 힘에 부치는 고강도 운동보다는 약간 숨이 차고 땀이 살짝 나는 정도의 운동을 생활화하면 좋습니다. 차갑고 건조한 공기를 들이마시면 기관지가 갑자기 수축하게 됩니다. 쌀쌀한 새벽 아침에 조깅을 하거나 추운 날 축구를 하는 것보다는 따뜻하고 약간 습기가 있는 날씨에 속보 정도의 걷기운동, 나이 있으신 분들은 걷거나 골프 같은 무리하지 않는 운동을 추천 드립니다.

미세먼지에 대한 오해와 진실

면 마스크와 스카프를 사용해도 미세먼지를 차단하는 효과가 있다?

예전부터 많이 사용하던 면 마스크는 겨울에 보온과 기침을 막기 위해서 쓰는 것으로 미세먼지 방어에는 별 효과가 없습니다. 스카프도 모래바람처럼 굵은 것들은 걸러낼 수 있겠지만 미세먼지 방지용으로 쓸 수는 없습니다. 반드시 KF 인증을 받은 마스크를 헐렁하지 않게 얼굴에 밀착해서 착용해야 효과를 볼 수 있는 것이죠.

미세먼지가 많은 날에는 야외에서는 말을 하지 않고 입을 꼭 다물고 있어야 한다?

야외에서 말을 하지 않고 입을 꼭 다물고 있으면 괜찮다고 생각하기도 하는데 말을 하지 않아도 숨은 계속 들이키기 때문에 별로 차이가 없습니다.

가래를 계속 뱉는 것도 아무런 도움이 되지 않죠. 가래가 자연스럽게 나오면 뱉어내면 되지만 억지로 캑캑거리며 뱉어낼 필요는 없는 것이죠. 위산으로 세균을 잡을 수 있기 때문에 가래를 자주 삼킨다고 건강에 이상이 생기지도 않습니다.

입안이 건조하면 오히려 껌이나 사탕이 도움이 될 수 있습니다.

벌꿀을 먹으면 기침 증상이 좋아진다?

예전부터 벌꿀을 먹으면 기침이 좋아진다고 해서 민간요법으로 쓰였습니다. 그래서 연구자들이 벌꿀과 사탕, 설탕물 등을 실험해봤는데, 종류에 상관없이 당분을 먹였더니 기침 환자에게 효과가 있었다고 합니다.

예술의 전당 같은 공연장에서도 관객이 기침을 하면 공연에 방해가 될 수 있으므로 입장할 때 사탕을 나누어 주는 경우도 있습니다.

사탕이나 껌에 들어있는 당분을 먹으면 긴장감이 풀리면서 기침이 잦아들기 때문이죠.

감기사탕으로 잘 알려진 일종의 허브 캔디도 입안에 물고 있으면 입이 화해지면서 아픈 증상이 완화되는 느낌이 듭니다. 직접적인 기침의 원인을 제거하는 것은 아니지만 일시적으로 기침을 잦아들게 하는 효과는 볼 수 있습니다.

코털을 짧게 자르면 미세먼지를 잘 걸러낼 수 없다?

미세먼지를 방어하는데 코털의 길이는 중요하지는 않습니다. 코털을 잘라도 미세먼지를 걸러내는데 영향을 끼치지는 않습니다. 다만 습관적으로 코털을 뽑는 것은 위험할 수 있습니다. 코털이 뽑힌 자리에 염증이 생기면 뇌수막염이나 뇌염 등으로 악화될 수 있는 위험이 있기 때문입니다. 그래서 코털은 뽑기보다는 코털용 가위로 자르는 것이 좋습니다.

술은 많이 마시면 해독능력이 떨어져서 미세먼지 방어에 취약해진다?

해독 기관인 간이 안 좋으면 몸 안에 쌓이는 미세먼지의 독소를 없애지 못해 더 위험하다는 속설이 있었습니다. 그러나 간 건강과 미세먼지의 위험성과는 직접적인 관련은 없습니다.

오랫동안 과음을 해서 심각한 간질환이 생기지 않는다면 술 자체가 호흡기에 직접적인 영향을 주지는 않습니다. 그런데 문제는 첨가물입니다. 술에는 제품마다 색소, 보존제 등 여러 첨가물이 들어있습니다. 그런 것들이 문제가 될 수 있기 때문에 자신이 특정한 술을 먹었을 때 호흡에 불편함이 느껴진다면 그 술 종류는 피하는 것이 좋습니다.

여자와 남자의 폐건강에는 차이가 있다?

천식의 경우 어릴 때는 남자가 많고, 성인의 경우 여자가 많다고 합니다. 어릴 때는 보통 여자가 기도가 더 넓기 때문에 남성에게서 천식이 더 많이 나타납니다. 성인이 되면 남성호르몬의 영향으로 남성의 기도가 더 넓어지는데 비해 여성은 그렇지 않으므로 여성에게 더 많이 발생하게 됩니다.

폐암도 여자가 남자에 비해 2배 정도 위험성이 높은 것으로 나타났습니다. 명확한 원인은 아직 확실히 밝혀지지 않았지만 여성이 일반적으로 폐가 작고 폐활량이 낮기 때문으로 보고 있습니다. 통계적으로 같은 조건에서 남성보다 여성이 폐암의 위험도가 높게 나타났습니다.

담배를 피워도 남자보다 여자가 COPD나 폐암에 걸릴 확률이 높아지게 됩니다.

미세먼지 측정기 구입해야 할까?

미세먼지 측정기는 실내의 먼지 양을 측정해서 환기나 실내정화를 위해 참고용으로 필요하다면 구입할 수 있겠지만, 외부 대기 미세먼지 농도는 휴대폰 등 인터넷을 통해 실시간으로 알 수 있기 때문에 굳이 필요하지는 않습니다.

미세먼지 걱정 없이 갈 수 있는 휴양지가 있다면?

우리가 쉽게 떠올리는 한적한 휴양지라면 아마도 미세먼지는 별로 없을 것입니다. 그러나 세계 어디를 가든 미세먼지의 가장 주범은 교통량입니다. 미세먼지로부터 자유롭고 싶다면 차가 많은 도심지역보다는 차가 없는 곳, 인구밀도가 높지 않은 곳으로 가는 것이 현명한 선택일 것입니다. 국가별, 도시별 미세먼지 평균 수치를 앱이나 사이트를 통해 확인하고 목적지를 정하는 것도 한 가지 방법입니다.

향수나 향초 같은 생활용품도 호흡기에 좋지 않다?

인공적인 향기 속에는 프탈레이트라고 하는 가소제가 들어있습니다.

향수나 향초, 화장품, 탈취제 등 일상에서 사용하는 제품이라도 다양한 화학성분들이 포함될 수밖에 없기 때문에 몸에 좋을 건 없습니다.

정상적으로 공인을 받고 나온 제품들의 경우에는 호흡기에 문제를 일으킬 가능성이 낮다고 볼 수 있지만 허용농도라는 것이 있겠죠.

결국은 얼마나 많은 양을 얼마나 오랫동안 접촉했느냐가 문제가 됩니다.

가능하면 불필요한 접촉을 줄이는 것이 좋고, 약한 농도의 화학제품은 치명적이지는 않겠지만 장기적으로 자주 접촉한다면 주의할 필요가 있습니다.

호흡이 10년을 더 살게 한다

2장

일상에서 상쾌 지수를
높이는 방법

아침마다 코가 막히는 불쾌감

회사원 A씨는 아침 일어나면 코가 꽉 막혀 숨이 잘 안 쉬어지는 불쾌감이 느껴졌습니다. 회사에 출근해서도 화장실에 들락날락하는 것이 일상이 되었습니다. 재채기가 시도 때도 없이 나오고 코를 10분 이상 풀어야 업무를 볼 수 있을 정도였습니다. 그나마 점심 이후에는 좀 나아지지만 다음날 아침에 되면 다시 반복되는 생활을 하고 있었습니다. 큰 병은 아니지만 일상생활에 지장을 주고 약을 먹어도 완치가 잘 안되니 스트레스가 커져갔습니다.

비염은 말 그대로 코에 염증이 생기는 것입니다.
정말 비염이 원인이라면 아침뿐만 아니라 온종일 증상이 나타나게 됩니다.
아무런 치료도 하지 않고 약도 먹지 않았는데 오후가 되면 왜 좋아질까요. 특히 아침에 콧물과 기침이 심하고 시간이 지나면서 좋아진다면 대부분 건조한 환경이 원인인 경우가 많습니다.
방의 건조함, 이불 안과 밖의 온도차, 그리고 먼지입니다.

정상적인 상태에서는 콧물이 온종일 흐르는 정도로 나오지는 않습니다.

그래서 실제로 비염이 있는 경우보다는 환경이 안 좋아서 생기는 경우가 훨씬 많습니다. 몸이 건조하다거나 창문을 계속 열어놨거나 먼지가 많다면 아침에 일어났을 때 꽉 막힌 답답함을 느끼게 되는 것이죠.

아침에 유난히 콧물과 기침이 심하다면 건조한 공기를 경계해야 합니다. 젖은 수건을 실내에 널거나 가습기를 사용하는 등 실내의 적당한 습도를 유지해주는 것이 좋습니다.

요즘에는 코 안을 세척해준다는 제품들이 많이 나와 있습니다.

비염을 오래 달고 있는 분들이 꽉 막힌 코 때문에 생리식염수를 코로 흘려보내 세척하기도 합니다.

코 안쪽은 미로처럼 되어있는 부분이 존재하는데, 콧물이나 이물질이 쌓이면 막혀서 문제가 될 수 있기 때문에 이런 증상이 심한 경우에는 코 세척이 도움이 될 수 있습니다.

그러나 집에서 만든 소금물은 쉽게 오염될 수 있고 제품을 구입하더라도 오래 두면 이물질이 들어가게 됩니다. 또 너무 자주 사용하면 코 안이 자극이 돼서 염증이 불러오거나, 세척을 너무 세게 하면 중이염에 걸릴 위험성도 있죠. 따라서 코 안에 이물질이 가득 찬 상태를 가끔씩 씻어내는 목적으로 활용할 수 있지만 매일 해야 하는 것은 아닙니다. 가글을 하면 입안이 개운해지지만 충치가 있는데 가글만 한다고 낫지는 않겠죠. 충치와 잇몸병이 있으면 치료를 해야 되는 것과 같습니다. 매일 코 세척을 해야 한다면 일시적인 효과만 있을 뿐 원인 치료가 되지 못한 상태이기 때문입니다.

풀어도 풀어도

부비동은 "코 옆의 공간"을 뜻합니다. 코와 이마 주변으로 빈 공간들이 존재하는데, 이 중에서 코 양옆의 공간에 염증이 지속되면서 고름이 차게 되면 부비동염, 흔히 말하는 축농증이 생깁니다.

 우리가 목감기, 코감기라고 하는 것처럼 부비동염도 코 안쪽에 생긴 일종의 감기 증상이라고 볼 수 있습니다. 부비동염도 코에 생긴 감염성 질환이기 때문이죠.

 감기도 잘 먹고 충분히 쉬면 좋아지는 것처럼 일반적인 부비동염도 마찬가지입니다.

 그런데 염증의 원인이 세균이나 곰팡이라면 상황은 달라집니다. 특히 진균이라는 녀석은 곰팡이를 뜻하는데, 냄새가 나는 노란 콧물이 계속 나오고 코 염증이 반복이 되는 증상을 가져옵니다. 치료를 해도 잘 낫지 않고 상태가 지속된다면 고름이나 염증이 코 안에 만성적으로 가득 차게 됩니다.

 그래서 부비동염이 생겼을 때는 초기에 적절한 치료를 받아야 하는데, 오랫동안 방치해서 만성화가 되면 어쩔 수 없이 수술을 통해 긁어내야 하기 때문입니다.

호흡이 10년을 더 살게 한다

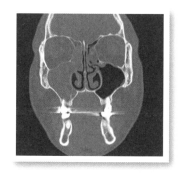
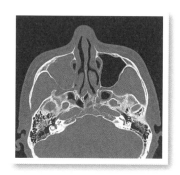

우측 상악동의 부비동염. 부비동염은 공기가 들어있어야 할 공간에 점액이 배출이
되지 못하고 꽉 차게 되는 상태가 된다

재채기와 함께 코가 간질간질하고 눈이 가려운 증상이 동반된다면
알레르기 비염에 조금 더 가깝다고 볼 수 있습니다. 알레르기는 원인
물질에 대해 과도한 반응을 일으키는 것이기 때문에 맑은 콧물이 나
오고 일시적인 코막힘 증상을 보입니다.

코 안에 생긴 염증으로 콧물이 목 뒤로 계속 넘어가면 후두와 성대
를 간질간질하게 자극해서 기침을 유발하기도 합니다. 이것을 후비
루증후군이라고 합니다. 증후군은 병이 아니라 다른 질환 때문에 나
타나는 현상입니다. 그래서 알레르기 비염이나 부비동염과 같은 원

인을 먼저 정확히 알아야 근본적인 해결이 가능합니다.

 하루 종일 기침과 콧물이 계속 나오고 코 안에 이물감이 남아있다면 정확한 원인을 찾는 것이 우선입니다.

 특히 코 안에 염증을 일으키는 물질, 즉 미세먼지를 조심해야 합니다.

 호흡기 관련 질환들은 세균과 바이러스가 원인인 경우가 많지만, 미세먼지에 계속해서 노출되면 코 점막에 흡수되어 염증을 발생시킬 수 있습니다.

 코는 호흡기의 건강을 지켜주는 최전선의 방어 기관입니다. 웬만한 먼지들은 코털과 점막에서 먼저 걸러지게 되죠. 그런데 초미세먼지가 훨씬 깊은 폐까지 직접 닿을 수 있다면 호흡기 초입에 있는 코와 목, 기관지 점막에도 당연히 영향을 줍니다. 미세먼지 입자에 포함된 세균, 곰팡이, 알레르기 물질이 코 안의 점막에 달라붙어 염증을 일으키게 되죠.

 때문에 미세먼지 수치가 높은 날에는 알레르기 비염과 부비동염 환자가 평소보다 훨씬 더 많이 발생하고 있습니다. 미세먼지 주의보가 내린 날에 유난히 증상이 심하다면 미세먼지를 피하는 것이 치료가 될 수 있습니다.

호흡이 10년을 더 살게 한다

결국 코를 계속 푸는 것보다 중요한 것은 코를 자극하는 원인을 아는 것입니다.

풀어도 풀어도 콧물과 재채기가 반복된다면 왜 계속 코를 풀게 되는지 이유를 먼저 찾는 것이 치료의 시작입니다.

코가 휘어있다면 위험하다

예쁜 코를 갖고 싶어 성형수술을 선택하는 분들이 적지 않습니다. 그런데 거울에 비치는 코는 반듯해 보이지만 코 안쪽에 있는 연골인 비중격이 휘어져 있는 경우가 꽤나 많습니다.

대부분의 사람들도 비중격은 약간씩 휘어져 있습니다.

그런데 휘어짐이 너무 심하면 기능적인 이상으로 나타납니다.

예를 들어 오른쪽으로 너무 많이 휘어져 있다면 오른 쪽 콧구멍 안쪽이 좁아져서 숨을 쉬고 노폐물을 배출하는 것에 문제가 생기게 됩니다.

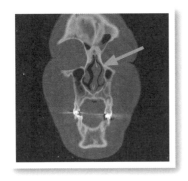 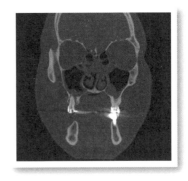

비중격이 좌측으로 휘어져 있는 비중격만곡증

호흡이 10년을 더 살게 한다

숨을 쉴 때는 양쪽 콧구멍으로 동시에 공기가 들어오는 것이 아니라 번갈아 들어오게 됩니다.

정상인 상태에서는 그것을 느끼지 못하죠. 그런데 그것을 본인이 인지하게 되는 상황이 있는데, 비중격이 휘어있는 분들입니다. 코 안을 나누는 벽인 비중격이 휘어진 상태라면 양쪽 콧구멍의 크기가 달라 원활한 순환을 방해하게 됩니다.

그래서 한쪽의 코막힘과 콧물 증세가 지속된다면 비중격만곡증이 있는지 확인해 보는 것이 좋습니다.

알레르기 비염이나 부비동염은 치료 후에도 쉽게 재발한다고 알려져 있지만 최근에는 약물과 수술이 발달하면서 재발하는 경우가 크게 떨어졌습니다. 그런데 코가 휘어서 구조적인 문제가 여전히 남아 있다면 숨쉬기가 어렵고 코막힘도 계속되기 때문에 그것을 바로잡아 주는 수술을 권하게 됩니다.

수술로 모든 증상을 사라지게 할 수는 없지만 코 내부에 구조적인 문제로 일어나는 증상만큼은 호전시킬 수 있습니다. 또 비중격만곡증이 의심된다면 꼭 병원에서 진료를 받는 것이 필요한데 안쪽으로 폴립(용종)이라던지 심지어는 암까지 있는 경우도 있기 때문입니다.

목이 항상 칼칼하고 따끔거려요

편하게 숨을 쉬기 위해서는 하기도, 즉 기관지와 폐의 건강이 중요하지만 상기도인 코와 목의 건강도 그만큼 호흡에 중요한 영향을 미칩니다. 예컨대 서울에서 부산까지 고속도로가 막힘이 없다면 상쾌하게 달릴 수 있지만 정체구간이 많을수록 불편함을 느낄 수 있겠죠. 숨을 잘 쉬고 있다는 것도 상기도와 하기도가 원활하게 잘 통하는 상태입니다.

그런데 기침을 자주 하고 목이 칼칼하면 보통 우리는 기관지가 좋지 않다고 표현합니다. 기관지는 쉽게 말해 폐에 있는 가느다란 숨구멍입니다. 목이 안 좋으면 난 기관지가 약해라고 말은 하지만 실제로는 상기도에 염증이 있는 경우가 대부분입니다.

우리가 달고 사는 기침은 상당 부분 건조함에서 시작됩니다. 목이 간질간질하고 뭔가 걸린 것 같은 이물감이 있고 아침에 일어났을 때 습관적으로 기침을 한다면 대부분 목이 건조해서 그렇습니다. 실내 습도를 조금 높게 유지하고 아침에 일어나자마자 물을 마시면 상당히 도움이 되죠.

만성기침, 즉 8주 이상 기침이 지속된다면 첫째 후비루증후군이 있는지, 둘째 천식이 있는지, 셋째 위식도 역류질환이 있는지를 먼저 확인해 보는 것이 필요합니다.

이 세 가지가 만성적인 기침의 약 95%를 차지하는 원인이기 때문입니다.

특히 목에 계속해서 이물감이 느껴지는 것은 후비루 때문인 경우가 가장 많습니다. 콧물이 목 뒤로 넘어가면서 기침을 유발하게 되는 것이죠. 그것을 뱉어내려고 습관적으로 캑캑대면 성대가 부어서 이물감이 더 심해집니다. 또 누워있으면 콧물이 쉽게 넘어가기 때문에 잘 때 증상이 심하게 나타납니다. 말씀드린 대로 후비루증후군는 병이 아니라 증상이기 때문에 비염이나 부비동염, 후두염 등 원인이 무엇인지 먼저 알고 치료받는 것이 기침을 근본적으로 줄일 수 있는 방법이 됩니다.

목 건강을 유지하는 방법은 외부물질이 들어와도 이겨낼 수 있는 몸을 만드는 것이 가장 중요합니다.

그리고 먼지 흡입을 줄여줘야 하죠. 초기 기관지염에서 만성 기관지염으로 진행되는 것은 담배 연기와 주변에서 노출되는 미세먼지가 상당히 중요한 역할을 합니다.

안 좋은 연기를 계속 들이키면 후두 부분에 염증이 발생하는데, 목이 따끔거리고 칼칼한 느낌이 든다면 후두가 자극받고 있다는 신호인 것이죠.

그래서 평소에 수분 섭취를 많이 해서 내 몸을 촉촉하게 해주는 것이 필요합니다.

하지만 물 대신 카페인과 얼음을 많이 먹으면서 위산이 역류해 생기는 위식도 역류질환이 상당히 많아지고 있습니다. 위산이 식도를 타고 올라오기 때문에 가슴이 타는 것 같은 느낌이 들고 쓴 물이 올라오며 목이 아픈 것이 전형적인 증상입니다. 역류한 위산이 후두를 자극해서 이물감과 기침을 일으키기도 하죠.

요즘은 위산 억제제 같은 약들이 상당히 많이 홍보되고 있지만, 밤에 야식을 줄이고, 카페인과 술을 과하게 마시는 생활습관을 바꾸는 것이 더욱 효과적인 예방법입니다.

식도와 위 사이에 있는 괄약근은 음식이 내려갈 때는 열어주고 거꾸로 올라올 때는 막아주는 역할을 합니다. 이 괄약근이 약해져서 위산이 역류하게 되면 목을 자극해서 기침을 유발하게 됩니다.

일반적으로 카페인이나 바나나, 초콜릿 등은 위와 식도 사이에 있는 이 괄약근의 성능을 떨어뜨린다고 알려져 있습니다. 또한 과식은 복부 압력을 높여 음식을 올라오게 하기 때문에 소식을 하면 증상이 완화됩니다. 누워있으면 역류가 더 쉽게 일어나 자기 전에는 음식을 먹는 것은 피해야 합니다. 증상이 심하다면 잘 때 상체를 약간 높게 해서 자는 것도 한 가지 방법입니다.

아침을 상쾌하게 만드는 수면 호흡

잠을 잘 때 호흡기 건강에서 가장 중요한 것은 온도와 습도입니다.

호흡기는 외부와 연결되어 있기 때문에 쉽게 마르고 건조해집니다.

건조한 곳에서 자고 일어나면 코가 붓거나 말라 다음날 컨디션에 안 좋은 영향을 주게 되죠.

그런데 건조함의 원인이 외부환경에만 있는 것은 아닙니다.

잘 때는 입에서 침이 잘 나오지 않습니다. 그래서 입을 벌리고 자면 입안이 마르게 됩니다.

점막은 촉촉하게 젖어있어야 방어막이 유지되는데, 건조하면 점막 손상이 많이 일어나 외부 균의 공격에 약해집니다.

나이가 들면서 근육의 힘이 떨어지면 입을 벌리고 자는 습관이 생기기도 합니다. 더구나 나이가 많은 분들은 침이 더 안나와 바짝 마르게 되죠. 젊은 사람들은 로션을 안 발라도 피부가 탱탱하지만 나이가 들수록 금방 건조해지는 것과 같습니다. 그래서 잠을 잘 때는 입을 닫고 코로 숨 쉬는 습관을 유지해 줘야 합니다.

아이들의 경우 편도선이나 아데노이드가 큰 것도 중요한 원인이 됩니다. 습관적으로 입을 벌리고 잔다면 코나 목 안에 문제가 없는지 확인해보는 것이 필요합니다.

방 안이 건조하다면 젖은 수건을 방에 걸어주는 것만으로도 습도를 높일 수 있습니다. 세탁물을 방에 널어놓아도 나름 가습 역할을 해낼 수 있죠. 습관의 문제인데 조금만 바꿔줘도 좋은 효과를 얻을 수 있습니다.

늦은 밤에는 공기가 정체되면서 미세먼지가 지면으로 가라앉게 되는데, 여름과 가을에도 미세먼지는 높을 수 있기 때문에 창문을 활짝 열어두고 자면 오히려 미세먼지가 방 안으로 들어올 수 있게 되겠죠.

그래서 그날그날 대기환경에 맞는 적절한 습도와 온도, 환기를 유지하는 것이 필요한데, 자기 전에 날씨 상태를 확인한 후 결정하는 것이 좋습니다.

잠을 잘 때 호흡에 직접적인 문제가 되는 것은 수면무호흡증입니다. 자신이 이 증상을 가진 줄 모르고 지내시는 분들이 꽤나 많습니다.

수면무호흡증은 기도가 막히는 등의 이유로 잠자면서 한동안 숨을 못 쉬게 되는 증상입니다. 충분히 침대에 누워있어도 실제로 자는 시간은 그보다 훨씬 적게 되죠. 오래 잤는데도 불구하고 계속 피곤하다거나 주변 사람들에게 코를 골다가 갑자기 숨을 안 쉰다는 말을 듣는다면 의심해 봐야 합니다.

심한 코골이는 수면무호흡의 경고 신호라고 할 수가 있습니다. 코골이가 생기는 이유가 들이쉬는 숨길이 좁아지기 때문입니다.

코골이 자체가 문제가 되지 않지만 호흡에 방해가 된다면 위험성이 상당히 커질 수 있습니다. 심한 분들은 1분 이상 숨을 멈추기도 합니다. 그래서 기도가 막혀 돌연사하는 경우도 종종 발생합니다. 심한 상태가 계속되면 산소공급이 원활하지 않아 고혈압과 심장질환, 뇌혈관질환의 위험이 훨씬 높아진다는 연구결과도 있습니다.

수면무호흡증은 비만인 분들에게 더 잘 나타날 수 있습니다.

혀와 입안 근육들이 두꺼워지면 잠을 잘 때 이완이 되면서 기도를 막아 호흡곤란을 일으키는 것입니다. 비만한 분들은 체중을 줄이는 것만으로도 어느 정도 예방 효과를 볼 수 있습니다.

수면무호흡증이 심하다면 잠을 잘 때 기도를 확보해 주는 것이 필요합니다. 공기를 주입해서 압력으로 숨구멍을 넓혀 주는 양압기를 자는 동안 사용하는 것이 가장 효과적인 치료법으로 알려져 있습니다. 목젖을 절제해서 기도를 넓혀주는 수술도 있지만 모든 사람들에게 해당되는 것은 아니기 때문에 전문의와 상담을 통해 수술이 가능

호흡이 10년을 더 살게 한다

한지 확인해봐야 합니다.

　사람의 인생에서 가장 많은 시간을 차지하는 것이 수면입니다. 보통 인생의 1/3을 자면서 보내게 됩니다. 가장 편안해야 할 잠자리를 불편하게 보내는 분들이 상당히 많습니다. 이와 같은 상황들을 고려해서 수면을 방해하는 것들을 하나씩 발견하고 줄여간다면 더 편안하고 질 좋은 수면을 유지할 수 있게 될 것입니다.

숨을 잘 쉬어야 성적도 올라간다

집중력이 높아지려면 실내 산소 농도가 높아야 한다?

언제부터인가 독서실에는 산소 농도를 높여 집중력을 좋아지게 한다는 이른바 산소방이 많이 생겨났습니다. 산소를 많이 흡입하면 집중이 잘 된다는 인식 때문입니다. 실제로 산소수치가 너무 낮아지면 머리가 멍하고 졸릴 수 있습니다. 실내가 밀폐돼서 공기가 잘 통하지 않는 환경이라면 어느 정도 개선 효과가 있습니다. 그러나 일반적인 환경이라면 굳이 산소 농도를 높일 이유는 없습니다. 산소캔이나 휴대용 산소마스크도 한때 유행했지만 별 효과가 없고 기분일 따름입니다.

주변의 산소 농도가 너무 낮거나 내가 들이키는 호흡량이 너무 적을 때 쓰는 방법인데, 호흡이 정상인데 산소 농도만 높여서 마신다고 집중력이 좋아지는 것은 아니기 때문이죠.

공부하는 환경도 결국 자연환기가 잘 되는 것이 중요합니다. 우리가 가만히 앉아있어도 호흡을 하면서 이산화탄소를 계속 배출하기 때문이죠.

그래서 교실이나 독서실에서 문을 닫아 놓은 채로 장시간 단체로 있게 되면 공기질이 굉장히 떨어지게 됩니다. 쉬는 시간마다 환기를 시키거나 자체적인 실내 공기 정화가 필요한 것이죠.

　직접적으로 학생들의 호흡에 영향을 미치는 것은 비염과 부비동염, 그리고 아데노이드 비대증입니다.

　두뇌는 산소 소모량이 상당히 많습니다. 이러한 질환들은 산소공급을 원활하게 못하게 해서 집중력 저하와 과잉행동을 불러오게 합니다. 초등학생을 대상으로 시험 성적을 분석해 봤더니 전체 평균 성적에서 수면 중 호흡장애가 있는 그룹이 정상 학생들보다 낮다는 연구 결과가 있었습니다.

　코가 자주 막히고 입으로 숨을 쉬게 되면서 머리도 몽롱하고 집중력이 떨어져 산만해지기 때문입니다.

　별다른 이유 없이 책상에 앉아 있는 시간이 줄거나, 집중력 부족 행동이 나타난다면 알레르기성 비염이나 부비동염 등이 있는지 확인해 보는 것이 좋습니다.

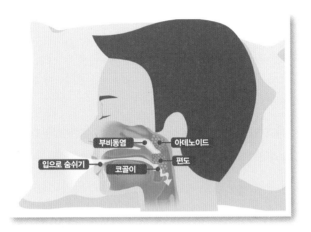

부비동염 · · 아데노이드

입으로 숨쉬기 · · 편도

코골이 ·

청소년기에 호흡을 심하게 방해하는 원인이 있다면
찾아서 교정을 해주는 것이 필요하다

코를 심하게 고는 습관도 학업과 집중력에 악영향을 줄 수 있습니다.

사실 코고는 것은 초등학생 10명 중 한 두 명이 있을 정도로 흔한 증상입니다.

아이들은 기도가 아직 좁기 때문에 코 부근에 있는 편도조직인 아데노이드가 너무 크면 숨길을 막아 호흡에 지장을 받게 됩니다.

잘 때 호흡을 멈추는 수면무호흡이 있거나 코를 심하게 곤다거나 입을 계속 벌리고 잔다면 아데노이드 비대증이 있는지 확인해 보는 것이 필요합니다.

아데노이드가 커도 나이가 들면서 점점 작아지기 때문에 특별히 문제가 없다면 저절로 해결됩니다. 그런데 숨길을 막아서 잠을 잘 이루지 못하고 뇌에 산소 공급도 충분하지 않아 집중력이 떨어진다면 문제가 되겠죠.

아데노이드는 보통 5세까지 면역기관으로 작용하고 그 이후에는 기능을 하지 않습니다.

태어나자마자 입으로 뭐든지 먹으려고 하는 시기에는 이곳을 보호하는 기능이 필요한데, 그것이 아데노이드 편도가 하는 역할입니다. 부모로부터 물려받은 면역 항체들을 여기에 지니고 사용하다가 구강기가 끝난 이후에는 더 이상 역할을 하지 않게 되면서 퇴화하는 것이죠.

그래서 아데노이드는 초등학생이 되는 시기에는 대부분 기능을 안하기 때문에 성장을 방해한다면 제거하는 수술을 고려할 수 있습니다.

우선 스스로 생활하는데 크게 불편한지, 학생이라면 집중력에 상당한 영향을 미치는지를 기준으로 판단해서 의사와 상담 후 수술을 결정하는 것이 좋습니다.

공부와 가벼운 유산소 운동을 병행하면 실제로 성적이 오르는지를 실험한 연구결과도 있습니다.

미국에 있는 어느 고등학교에서 매일 학생들에게 달리기를 시켰습니다. 짧은 전력질주의 달리기를 꾸준하게 했더니 미국 전역에 있는 다른 학교와 비교해서 유의미하게 성적이 좋아졌다는 보고가 있습니다. 운동을 하면 실제로 뇌혈관이 좀 더 확장되고 산소공급이 증가해 성적이 오르는 것을 확인한 것입니다. 그리고 실제로 뇌 영상을 촬영을 해보면 운동 전과 비교를 했을 때 뇌의 고급 기능을 담당하는 전두엽이 더욱 활성화된 것으로 나타났습니다. 가벼운 운동이 학생들에게 육체적인 것뿐만 아니라 뇌 활성화에도 도움을 줄 수 있다는 것을 보여줍니다.

호흡이 10년을 더 살게 한다

마음이 힘들면 호흡도 힘들다

과도한 스트레스를 받고 있는 경우에 '기가 막힌다'라는 표현을 합니다.

숨이 차다고 내원한 중년 여성이 있었습니다. 다른 병원에서 천식을 진단받고 약을 먹었는데, 처음에는 효과가 좀 있는 것 같더니 시간이 지나면서 별 호전이 없고 증상이 자주 반복된다고 했습니다. 자세히 이야기를 나누어 보니 원래 성격도 좀 예민했으며, 직장 생활을 하면서 과도한 업무와 까다로운 상사 때문에 스트레스를 많이 받고 있었습니다. 몇 개월 전부터는 시어머니를 모시고 살게 되면서 가슴이 답답하고 목이 아픈 증상이 더 심해지는 것 같다고 했습니다.

아주머님 분들 중에는 가슴이 답답하고 안에 뭐가 얹혀있는 것 같지만 병원에 가보면 딱히 원인을 알 수 없는 분들이 있습니다. 스트레스 등 심리적인 이유로 가슴 통증이나 호흡곤란을 호소하는 일명 화병입니다. 실제로 호흡기에는 별문제가 없는데 갑자기 가슴이 먹먹하고 숨이 깊이 안 쉬어지는 증상이 일어나기도 합니다.

그럴 때 말을 끊지 않고 자신이 처한 상황을 한 번에 끝까지 쭉 이야기한다면, 호흡이 정말 짧아서 숨이 찬 것이 아니라 심리적으로 갑갑한 기분이 원인인 경우가 많습니다. 기도가 좁아져서 숨이 차다면 한 문장을 다 마치지 못할 정도로 말하기가 힘겹기 때문이죠.

숨이 찬다는 것은 상당히 주관적인 느낌입니다. 폐활량과 비례하지 않을 수 있습니다. 호흡기관은 모두 정상이지만 심리적인 원인만으로도 숨이 차거나 호흡하기가 힘들다고 느껴질 수 있는 것이죠.

대표적인 증상이 과호흡증후군입니다. 스트레스, 정서불안, 공황장애, 밀폐된 공간, 만원 버스와 지하철, 약제 부작용 등으로 주로 발생하게 됩니다. 불안증세가 심해지면 가슴 부위의 통증과 함께 호흡곤란이 있고 심지어 죽을 것 같은 공포감이 들면서 실제로 기절하는 사례도 종종 발생합니다.

신체화증후군이라는 것이 있습니다. 신체에는 특별한 이상이 없지만 다양한 통증이나 불편을 호소하는 것을 말합니다. 그런데 그것은 꾀병이 아니라 신경학적인 원인이 있기 때문입니다.

감당하기 힘든 스트레스나 대인관계에서 오는 분노, 개인이 책임져야 할 매우 곤란한 일을 당하거나 하는 상황에 처하면 심리적인 불안이 몸의 통증으로 나타나는 현상입니다.

특히 우리나라는 주변 사람들의 평가나, 시선이 다른 사람들에게

호흡이 10년을 더 살게 한다

큰 상처와 트라우마를 남기는 경우가 상당히 많습니다. 그래서 병은 아니지만 정신적인 충격이 갑작스러운 과호흡 증상으로 나타나고, 일상생활에 큰 영향을 주는 경우가 늘고 있죠.

 호흡을 빨리하면 몸 안에 이산화탄소가 급격히 줄어듭니다. 몸의 알칼리화가 진행되는 것이죠. 그래서 증상 나타났을 땐 봉투를 입에 대고 자신이 내쉰 이산화탄소를 다시 들이키는 봉지호흡을 긴급 처방으로 쓸 수 있습니다.

 과호흡증후군은 병이 아닙니다. 통제할 수 없는 심리상태가 과다한 호흡을 불러오고, 체내 이산화탄소 농도가 낮아져서 기절할 것만 같은 기분을 들게 만드는 일시적인 증상입니다. 다른 신체적인 이상이 없다면 정신적인 스트레스의 원인이 무엇인지 찾아보는 것이 치료의 시작입니다. 공황장애나 불안장애가 있는지, 회사 업무나 대인관계 스트레스가 심한 건 아닌지 돌아보고 점검해 볼 필요가 있습니다.

 가슴이 답답하다는 느낌도 역시 주관적인 증상입니다.
 정신적으로 우울하고 예민하거나 잠을 잘 못 자는 상태가 지속되면 심적으로도 힘들고 몸 건강도 영향을 받게 됩니다.

분노가 쌓이거나 스트레스가 누적되면 어느 날 갑자기 가슴에 답답함을 느끼고 과호흡 증상으로 나타날 수 있는 것이죠.

언제 어떻게 답답함을 느끼면 병원에 와야 하는가라는 기준도 없습니다. 그렇다고 가슴이 답답한 느낌이 계속되는데 스스로 심리적인 원인이라고 단정하는 것은 위험할 수 있습니다.

심리적인 과호흡증후군이라면 병원에 꼭 올 필요가 없다는 것도 맞는 말이지만, 확실히 해야 할 점은 증상이 계속된다면 정말 심리적 요인인지, 다른 원인이 없는지 체크해봐야 한다는 것입니다.

본인이 느꼈을 때 견디지 못할 정도로 가슴이 답답하거나 증상이 오래간다면 병원에 와서 검사해 보는 것이 맞습니다.

마음이 편해야 호흡도 편안해지면서 일상을 좀 더 밝고 원만하게 이어갈 수 있습니다.

마음의 병은 충분히 육체적인 병으로 이어질 수 있고. 호흡기 건강과도 무시할 수 없는 관련이 있습니다.

정신적으로 힘들거나 좋지 않은 부분들을 계속해서 안고 가면 우리의 몸도 영향을 받기 때문에 감정을 유연하게 조절하고 스트레스가

누적되지 않도록 심적으로 편안하고 안정된 상태를 유지하는 것이
상당히 중요한 부분입니다.

기관이 안 좋으면 노래를 못한다?

평소 목소리가 좋다는 소리를 들어왔다는 B씨. 그러나 노래방에서 두 세곡 이상을 연달아 부르기가 힘들었습니다. 유행하는 노래들이 마치 모두 고음처럼 느껴져 노래를 부르는 것이 더 이상 즐겁지가 않게 됐죠. 그리고 점차 자신의 목 상태가 좋지 않아서 노래를 못한다고 생각하게 되었습니다. 기관이나 성대에 이상이 있는 걸까, 변성기 때 관리를 잘 못해서일까 알게 모르게 스트레스로 다가왔습니다.

바이올린리스트는 낙원상가에 있는 바이올린을 가지고도 연주를 잘하겠죠.

그런데 이제 막 연주를 배우는 사람이 최고급 악기를 사용한다고 그만큼 잘 할 수 있을까요.

일정 수준을 넘기 전에는 악기보다는 그 사람이 얼마나 능숙하게 연주하느냐가 중요할 것입니다.

목소리도 이와 같습니다. 타고난 것도 있지만 일정 수준까지는 노력의 비중이 더 큰 것이죠.

바이올리니스트가 근육과 뼈의 개수가 더 많은 것이 아니라 미묘한 움직임을 어떻게 조합하는가에 따라 소리가 다르게 나게 됩니다. 성대도 비슷한 원리로 여러 근육들이 움직여서 소리가 나오게 됩니다.

이삿짐을 나르는 것과 헬스를 하는 것은 어떻게 다를까요?

짐 들기를 잘 하면 튼튼해 질 수 있지만 잘 못하면 몸이 축나겠죠.

그래서 운동을 열심히 하면 근육이 붙고, 노동을 심하게 하면 골병이 듭니다.

발성도 노동이 아니라 운동처럼 성대의 형태를 유지하는 것이 중요합니다.

성악가들은 체계적으로 연습을 하면 할수록 노래를 잘 부릅니다.

자신에게 맞는 크기와 높이로 성대 능력에 맞추어서 소리를 내는 것이죠.

자신의 능력 안에서 안정된 상태로 발성하는 가수들은 매일 노래를 해도 큰 무리가 가지 않습니다. 하지만 야구장에서 고함을 치듯이 소리를 힘껏 지르면 성대는 심한 노동을 하는 것이지요. 그래서 성대결절이 온 사람들은 대부분 호흡법과 발성치료를 먼저 하게 됩니다.

축구에서 90분을 뛰었다는 것보다 내가 가진 능력 안에서 얼마나 안정된 자세로 경기를 하느냐가 훨씬 중요한 것과 같습니다. 운동선수들도 연습을 통해 기량을 만드는 것처럼, 성대 역시 노동이 아니라 운동을 시키면 성대의 능력은 좋아질 수 있습니다.

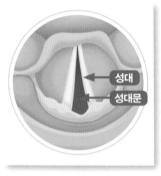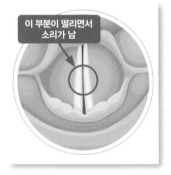

성대

성대문

이 부분이 떨리면서
소리가 남

숨을 쉴 때   소리를 낼 때

성대가 깔끔하게 붙고 떨어져야 깨끗한 목소리가 나온다

   성대의 상태가 깔끔하고 깨끗한 상태일수록 맑은 소리가 나오게 됩니다.

   성대는 V자 모양을 하고 있는데 소리를 낼 때는 11자로 붙게 됩니다.

   풀피리를 불면 얇은 틈 사이로 소리가 나오는 것처럼 표면이 매끄럽게 붙을수록 맑은 소리가 납니다.

그런데 노래를 하면서 목 주변의 근육에 무리하게 힘을 주는 경우가 많습니다. 습관적으로 기침을 하고 캑캑거리기도 하는데, 성대가 붙으면서 지속적인 마찰이 일어나 표면이 오돌토돌하게 변하게 됩니다. 이런 습관이 계속되면 성대결절이 생겨서 제대로 붙지 못해 점점 더 허스키한 소리가 납니다.

목을 계속 무리하게 쓰다 보면 염증이 생긴 부분이 점차 섬유화가 돼서 일종의 흉터가 남습니다. 그대로 굳게 되면 성대 모양 자체가 바뀌게 되는 것이죠. 성대가 깔끔하게 붙지 않으니 목소리가 갈라지고 쉰 소리가 나오게 됩니다.

목소리 건강도 기본적인 것들을 지키면 좋아집니다.

성대가 좋지 않을 때 가장 먼저 해야 하는 것은 말을 줄이는 것입니다. 철봉을 매일 하게 되면 손에 굳은살이 잡히지만 시간이 지나면서 없어지는 것과 같습니다.

그런데 손에 물혹이 잡히면 손을 쓰는데 불편하겠죠? 마찬가지로 성대에 조그마한 혹인 폴립이 생기면 발성에 불편함을 주는데, 관찰을 하다가 계속해서 지장을 준다면 수술로 제거를 할 수 있습니다.

성대는 소리를 내기 위해서 수없이 많은 마찰을 겪어야 하기 때문에 늘 촉촉함을 유지해줘야 합니다. 건조한 성대는 마찰에 의한 염증과 변형 등의 문제가 발생하기 때문이죠.

점막이 건조하지 않도록 실내 습도는 40~60%가 적당하고 밖에서는 수시로 물을 마셔줍니다. 커피는 이뇨작용을 가져와서 목의 점막을 오히려 건조하게 합니다. 술도 위산을 역류하게 해서 목소리에 좋지 않다고 알려져 있으며 담배연기는 말할 것도 없이 되도록 피해주는 것이 좋습니다.

3장

호흡이 10년을
더 살게 한다

어느 날 나에게 호흡곤란이 온다면?

숨이 찬다는 것은 어떤 의미일까요?

호흡기 내과에 보는 것은 두 가지입니다. 첫째는 폐기능이 떨어져서 폐활량이 줄어든 것,

둘째는 기도가 좁아지는 것입니다. 두 번째 경우는 호흡하는 통로가 좁아지기 때문에 더욱 숨이 막히고 답답한 상태가 되는데, 대표적인 것이 천식과 만성폐쇄성폐질환(COPD: Chronic Obstructive Pulmonary Disease)입니다. 그런데 둘 다 기관지가 좁아져서 증상이 나타나기 때문에 천식과 COPD를 혼동하는 경우가 많습니다.

병원에서도 COPD를 천식으로 진단하고 치료하기도 합니다. 어차피 치료방법이 비슷하기 때문이라는 것인데, 천식과 COPD는 원인 자체가 다르기 때문에 증상과 치료도 엄연히 다릅니다. 그래서 두 가지를 구분하는 기본 개념만 알고 있다면 훨씬 효과적으로 예방하고 대응할 수 있습니다.

기본적으로 천식은 타고나는 알레르기 질환, COPD는 후천적인 폐기능 저하입니다.

천식은 증상을 악화시키는 원인물질을 만나면 기관지가 수축해 갑

자기 숨이 차게 됩니다. 고속도로의 차선은 그대로지만 일시적인 도로 공사로 차가 막히게 되는 것과 같죠.

COPD는 넓었던 고속도로의 차선이 줄어들어서 막히게 되는 상태입니다. 그래서 천식은 적절한 약을 사용하면 원래대로 회복될 수 있지만 COPD는 통로 자체가 줄었기 때문에 다시 원상복구가 어렵습니다.

천식	구분	COPD
대체로 청소년기	발생 시기	대체로 40세 이상
관련 있음	가족력	관련 없음
급성 호흡곤란, 계절성	증상	해가 갈수록 조금씩 숨이 참
유전적인 알레르기	원인	흡연, 미세먼지, 유해가스
알레르기 반응 검사	진단	폐기능 검사
흡입 스테로이드	치료	지속성 흡입 기관지 확장제
직접적인 관련은 없음	흡연	대다수가 흡연자
비염 피부염 각막염 등	동반 질환	폐기종, 만성기관지염

천식과 COPD의 차이

호흡이 10년을 더 살게 한다

COPD는 담배나 미세먼지처럼 안 좋은 연기를 오랜 기간 들이켜서 기관지에 만성적인 염증이 생기는 것으로 시작됩니다. 보통 40대 이후부터 서서히 숨이 차기 시작해서 장년이나 노년층에서 심해지는 경우가 대부분입니다. 젊었을 때는 5층 계단을 올라도 끄떡없었는데, 어느 시점부터는 3층부터, 또 어느 시점부터는 한 층만 올라가도 숨이 차는 증상을 보입니다.

통증이 없기 때문에 COPD가 진행 중이라는 것을 알지 못하는 경우가 많습니다. 그래서 언제부터 증상이 시작되었는지 물으면 환자들 대부분은 '언제부터인지 잘 모른다'고 답합니다. 병이 한참 진행된 뒤에 병원을 찾게 되는 것이죠.

천식도 평생 전혀 모르고 살다가 갑작스럽게 발견하는 경우도 적지 않습니다.

"내가 지금 70살인데 천식이요?"

평생 안 키우다가 일흔이 넘어서 처음으로 개를 기르기 시작했는데, 천식을 발견하게 된 환자가 있었습니다. 환절기에 한두 달 기침이 심해져서 숨이 차다고 생각했지만, 단 한 번도 천식일 거라는 생각은 못했다고 합니다.

중년 분들에게 천식을 진단하면 상당히 놀라곤 합니다.

"저는 여태까지 살면서 이런 적이 한 번도 없었어요."라는 말을 자주 듣습니다. 그런데 모든 질환은 처음 증상을 경험하는 것부터 시작합니다. 천식은 건강했던 사람에게서도 어느 날 갑자기 나타날 수 있습니다. 알레르기 질환은 유아기가 될 수도 있고, 청년기나 중년, 혹은 고령의 노인이 돼서야 발견할 수도 있는 것이죠.

천식은 알레르기를 일으키는 악화인자를 만나면 갑자기 숨이 차게됩니다. 미세먼지가 될 수도 있고, 찬 공기, 격한 운동, 스트레스, 감기 등이 모두 악화인자가 될 수 있죠.

천식의 악화인자를 피부반응 검사를 해서 찾아보는 방법이 있는데 보통 40가지 정도를 검사합니다. 주요 악화인자를 발견하면 다행이지만 찾지 못한다면 '알레르기 일기'라는 방법을 사용합니다. 오늘어디를 갔고 무엇을 먹었고 어떤 일을 했는지 일기처럼 적어 보는 것입니다. 가렵거나 기침이 많이 났다거나 하는 안 좋은 반응이 있었다면 그것을 기록하고 하지 않을 때와 비교해 봅니다. 예전에는 무심코넘어갔던 것을 스스로 알레르기 원인을 파악을 해서 하나씩 제거할수 있는 방법입니다.

직업성 천식이라는 개념이 있습니다.

천식을 악화시키는 원인이 직업과 관련되어 있는 경우인데, 도색공장에서 일을 하면서 페인트의 특정 물질에 알레르기가 있다거나 귤 농사를 짓는데 귤 진드기 알레르기가 있는 경우가 그 예입니다. 그래서 출근하면 심해지고 집에 돌아오면 좋아지기를 반복하거나, 병가를 내고 쉬면서 좋아졌다고 생각하고 일을 하면 다시 증상이 나타나는 경우가 많습니다. 직업을 바꾸기가 쉽지 않은 분들은 천식치료를 받으면서 일을 하게 됩니다.

하지만 솔직하게 말씀드리면 이런 경우 직업을 바꾸는 것이 근본적인 치료입니다. 천식은 결국 알레르기 질환이기 때문에 약보다 회피요법이 우선입니다.

천식이나 COPD 같은 만성 호흡기 질환을 가진 사람들은 미세먼지로 인해 급성 악화가 와서 갑자기 숨이 차고 산소 부족으로 위험해지는 경우도 적지 않습니다. 미세먼지를 흡입할 때마다 우리는 그 속에 포함된 갖가지 유해물질도 함께 들이마시게 되는데, 한 연구에 따르면 미세먼지 양이 증가할수록 천식 환자의 사망 위험률이 유의미하게 높아지는 것으로 나타났습니다. 기침, 가래, 숨찬 증상이 조금씩 심해지는 COPD 역시 미세먼지로 인해 갑작스러운 호흡곤란이 나타나고 기도를 더욱 좁아지게 하는 악화인자가 될 수 있으므로 주의할 필요가 있습니다.

호흡이 10년을 더 살게 한다

알레르기는 평생 반복된다?

21살의 남성 P씨는 군대 영장을 받고 신체검사를 받아야 하는 상황이었습니다. 자신이 느끼기에도 아프거나 불편한 곳이 없고 건강한 상태였기 때문에 소위 빡센 부대로 가게 되는 건 아닌가 걱정이 되었다고 합니다. 그래서 군대 신체검사에 뭔가 제출할만한 진단서가 없을까 고민을 하기 시작했습니다. 그러다 불현 듯 어렸을 때 심한 천식을 앓다가 죽을 고비를 넘겼었다는 할머니의 말이 떠올랐습니다. 부랴부랴 어릴 적 입원했었다는 병원을 찾아가서 진단서를 끊고 신체검사에서 군의관에게 제출하였습니다. 군의관은 기관지유발검사를 통해 천식을 확진 받아오라고 P씨에게 요구했습니다. P씨는 들뜬 마음으로 다시 병원을 찾았지만 천식 음성 판정을 받게 되었습니다. 알레르기 질환은 타고나는 것이라서 평생 가지고 살아야 한다고 알고 있었는데, 지금은 천식이 사라졌다고 하니 어떻게 된 일인지 어리둥절했다고 합니다. 결국 P씨는 신체 1급 판정을 받았고 현역으로 입대하게 되었습니다.

알레르기는 기본적으로 전신질환입니다. 눈에 오면 결막염, 피부에는 아토피, 코에 오면 비염, 기관지에는 천식 등으로 나타납니다. 알레르기 증상이 가장 흔하게 나타나는 부위가 코와 기관지입니다.

한 사람이 가진 알레르기 증상은 한 가지부터 여러가지로 다양하게 나타날 수 있습니다.

그런데 내가 가진 알레르기 증상들이 한꺼번에 나타나는 것은 아닙니다. 보통 행진하듯이 하나가 나타났다가 좋아지고, 다른 알레르기 질환으로 나타났다가 사라지기도 하면서, 시기에 따라 순차적으로 이동을 하는 경향을 보입니다. 그래서 어렸을 때 심한 천식이나 아토피가 있었는데 어느 시점부터 좋아졌다고 한다면, 보통 자라면서 사라졌다고 여기게 됩니다. 실제로는 비염이나 피부염 등 다른 질환으로 이동하게 된 것이죠. 일반적으로 유아기 때는 식품 알레르기, 모세기관지염, 아토피 피부염으로, 청소년기에는 천식, 성인이 되면서 알레르기 비염으로 이동하는 순서를 보입니다.

타고난 알레르기가 둔감해지기도 합니다. 예를 들어 복숭아 알레르기가 있었는데 조금씩 먹다 보니 나중에는 복숭아를 먹어도 증상이 전혀 안 나타날 수 있는 것이죠. 이것을 알레르기의 탈감작이라고 합니다. 알레르기 치료법으로도 활용되는데, 악화인자인 알레르겐 물질을 아주 소량을 노출하거나 주사하면서, 점차 그 양을 증가시키는 방법입니다.

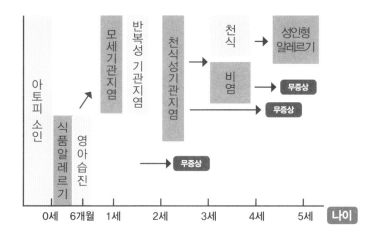

알레르기는 사라지는 것이 아니라 행진하듯 이동하게 된다

알레르기 질환은 완치가 안 돼서 평생 달고 살아야 하는 것인지 걱정하시는 분들이 많습니다.

일반적으로 말하는 완치란 질환이 내 몸에서 완전히 사라진 상태입니다. 예컨대 감염 질환을 항생제로 치료하거나 수술로 질환 부위를 제거하는 것이죠. 그런데 내가 병을 갖고 있어도 평생 증상이 없이 살 수 있다면 그것도 넓은 의미에서 완치로 볼 수 있습니다. 후자의 개념으로 본다면 알레르기 질환도 충분히 완치가 가능한 것이죠. 알레르기를 일으키는 주요 원인들을 본인이 알고 의사와 상담을 통해 적절한 치료를 받는다면 증상 없이 편하게 살아갈 수 있습니다.

알레르기는 손뼉을 쳐야 소리가 나는 것과 같습니다. 꽃가루나 고양이 털 자체가 질환을 일으키는 물질은 아니죠. 그것에 심하게 반응하는 소인을 지금 내가 갖고 있다면 나타나게 되는 것입니다.

그래서 알레르기 소인을 가지고 있지만, 그것을 일으키는 원인, 즉 알레르겐에 접촉하지 않는다면 증상은 나타나지 않습니다.

따라서 천식을 비롯한 모든 알레르기 치료의 시작과 핵심은 원인 물질을 피하는 회피요법입니다. 복숭아 알레르기가 있다면 복숭아를 먹지 않고 개털 알레르기가 있다면 개를 키우지 않는 것이죠.

하지만 알레르기의 원인을 알지 못하거나 피할 수 없다면 차선책으로 약물치료를 하게 됩니다.

알레르기 천식의 경우 기도에 직접 작용하는 흡입제를 사용하게 됩니다.

천식이든 COPD든 기관지가 좁아져서 숨이 차는 질환들은 흡입제를 사용하는 것이 좋습니다. 그런데 우리나라에서 흡입제를 사용하는 비율이 높지 않습니다. 들고 다니기 귀찮고 먹는 약보다 효과가 떨어질 거라고 생각하기 때문이죠. 흡입제는 염증 부위에 직접 작용하기 때문에 효과도 좋고 빠르며, 약이나 주사는 간혹 부작용이 생긴다면 전신에 나타날 수 있지만 흡입제는 국소적이기 때문에 위험성이 낮습니다. 눈이 아프면 안약을 넣고, 피부가 안 좋다면 연고를 바르는 것과 같은 이치입니다.

증상이 없다고 약물 치료를 중단하거나 게을리하면 증상은 다시 나타나게 됩니다.

그런데 천식 환자분들이 치료를 느슨히 하게 되는 이유가 있습니다. 예컨대 기관지 염증이 70% 정도까지 나빠져야 증상이 나타난다면, 응급약물을 써서 50% 정도로 염증을 낮추면 증상은 없어집니다. 급성 악화가 생겨서 호전시킬 때만 약을 쓰게 되는 것이죠. 증상이 좋아졌다고 해서 약을 중단하거나 제대로 사용하지 않는다면 나중에 더 큰 문제가 발생할 수 있습니다.

주의해야 할 점은 천식 환자는 리모델링이라는 기도의 변형이 생길 수 있다는 것입니다. 초기에는 기도가 좁아져서 숨이 찰 때 약을 쓰면 다시 원상태로 회복되지만 이런 증상이 자주 반복되면 점점 기관지에 흉터가 남아 좁아진 상태로 굳어지게 됩니다. 천식이 결국에는 COPD와 같이 영구적인 기관지 손상을 가져오는 것이죠. 그래서 천식은 기복이 없이 일정하게 조절해 주는 것이 중요한데, 증상이 발생하면 상태가 호전되더라도 3개월에서 6개월 정도 꾸준히 약물치료를 지속해야 합니다.

알레르기 질환을 가진 사람에서 가장 치명적인 증상은 아나필락시스라고 하는 쇼크입니다. 급격한 전신 반응으로 나타나는데, 아주 소량의 원인에 노출되더라도 수분 이내에 증상이 나타납니다. 정신을 잃거나 숨을 쉬지 못할 정도로 목이 부어 사망에 이르는 경우도 있죠. 주로 벌독에 쏘이거나 아스피린 계통의 약 복용에 의해 발생하게 됩니다. 이런 치명적인 결과를 막기 위해서는 앞에서 말한 것과 같이 자신이 어떤 알레르기가 있는지 미리 알고 피하는 방법이 최선입니다. 외국 영화에서 가끔 등장하는 에피네프린 주사 키트를 비상약으로 휴대하고 다니는 것도 아나필락시스에 대비하는 하나의 방법입니다.

숨이 조여 오는 고통

증상은 없지만 폐 검사를 받고 싶다고 진료실에 찾아오시는 분들이 있습니다.

담배를 피워온 분들이 주변에 누가 폐암을 진단받았다고 하면 덜컥 겁이 나서 병원에 찾아오는 것입니다.

그런데 흡연자들이 폐암보다 더 주의를 기울여야 하는 질환이 있습니다. 바로 만성폐쇄성폐질환, 즉 COPD입니다. '폐암보다 무서운 질환'이라고 알리고 있을 정도로 심각한 질환입니다. 하지만 대부분 COPD에 대해 잘 모르거나 별로 신경 쓰지 않습니다.

실제로 COPD로 사망하는 사람이 폐암 환자보다 훨씬 많습니다. WHO는 2020년이 되면 COPD가 전 세계 사망원인의 3위가 될 것이라고 발표했습니다. 우리나라 COPD 환자는 현재 300만 명에 달하는 것으로 추정되는데, 40대 이상은 5명 중 1명은, 65세가 넘으면 남성 2명 중 1명이 COPD를 가지고 있다고 합니다.

COPD를 폐암보다 무섭다고 하는 이유는 무엇일까요?

사람이 가진 그 어떤 욕구 보다 앞서는 것이 숨을 쉬는 것입니다. 폐암은 일반적으로 호흡하는데 직접적인 영향을 주지는 않습니다.

COPD는 기도가 좁아졌기 때문에 숨을 쉴 때마다 힘들게 노력을 해야 합니다. 풍선을 불 때처럼 노력을 해야 하는데, 한두 번이야 힘을 줘서 할 수 있지만 매번 호흡할 때마다 풍선을 불어야 하는 상황이라면 하늘이 노래질 정도로 힘겨울 것입니다.

몸을 움직이면 온몸의 세포들이 산소를 더 달라고 요구하게 됩니다. 걸을 때 필요한 산소가 50정도이고 산소공급량이 100이라면 문제가 없지만, 폐기능이 떨어져서 공급량이 30밖에 되지 않는다면 나머지 20만큼 숨이 차게 됩니다. 그래서 COPD로 인해 산소공급량이 줄어들면 조금만 움직여도 러닝머신을 뛰고 있는 것과 같은 상태가 됩니다. 칼로리 소모가 많아져서 몸도 마르고 근육도 줄어들게 되죠.

대형 트럭에 소형차 엔진을 달아 놓은 것처럼 우리 몸은 연료인 산소를 공급하기 위해 노력하게 되는데, 심장과 주요 장기들까지 엄청난 무리를 주게 됩니다. 그래서 COPD 환자는 마지막에 심부전으로 사망에 이르는 경우가 많습니다.

내쉬는 숨은 우리 몸의 환기에 해당합니다. 몸 안에 쌓인 안 좋은 공기들, 즉 이산화탄소를 계속해서 배출해 줘야 하는데 COPD가 심하면 환기 통로가 좁아져서 정신도 몽롱해지고 몸의 노화도 빠르게 진행됩니다. 산소호흡기를 쓰게 되면 산소줄이 닿는 곳까지로 생활 반경까지 줄어들어 모든 자유를 빼앗긴 기분이 든다고 합니다. 폐암이 생기면 수술할 방법이라도 있지만 COPD가 상당히 진행된 이후에는 어떤 노력을 기울여도 남아있는 폐기능 이상을 회복되지 못한 채 평생을 살아야 합니다.

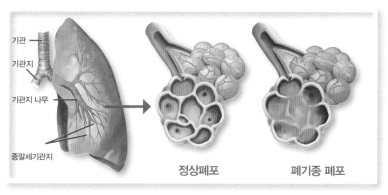

기관지 구조와 폐기종의 모습

만성폐쇄성폐질환의 90%는 흡연 때문에 발생합니다.

폐는 폐포라는 작은 풍선이 수 십 만개가 모여 있는 구조입니다.

흡연량이 누적되면 이 작은 풍선들이 조금씩 터지게 되면서 결국 하나의 큰 풍선처럼 변합니다. 산소가 들어올 수 있는 면적이 점점 줄어드는 것이죠. 결국 폐의 가스교환 능력이 떨어지고 숨이 차게 되는데 그렇게 변화된 것이 바로 폐기종입니다. 정상적인 폐포는 탄력이 좋아서 말단 기관지를 사방에서 잡아당겨 기도의 넓이를 유지시켜 줍니다. 하지만 폐기종으로 기관지를 잡아당기는 힘이 부족하면 결국 기도마저 좁아지게 돼서 COPD로 진행하는 것입니다.

빨대가 너무 좁아져서 풍선 안의 공기가 잘 나가지 않는 것과 같은 상태가 됩니다.

기관지가 좁아지고 있다면
최대한 빨리 치료해야

한번 망가진 폐는 돌이킬 수가 없습니다.

COPD는 흡연을 안 하면 거의 생기지 않는 병이라고 볼 수 있습니다. 조기에 발견할수록 진행을 서둘러 막을 수 있고 치료 효과도 좋기 때문에 40세 이상의 흡연자라면 정기검진에서 폐기능 검사도 함께 해보는 것이 필요합니다.

어느 시점에서 발견하고 금연과 치료를 시작하느냐에 따라 COPD의 예후는 크게 달라집니다. 상당히 진행된 상태에서 진단을 받으면 담배를 끊고 약을 사용해도 자연적인 노화와 함께 급격하게 줄어드는 폐활량으로 결국 산소호흡기를 써야 하는 상태가 될 수 있습니다.

그런데 우리나라에서는 아직 폐기능 검사에 대한 인식이 많이 부족합니다. 숨이 차지 않으면 문제가 없다고 생각하는 것이죠. 예전에는 COPD라는 병명조차 거의 알려지지 않아서 담배를 피우다가 숨이 차거나 기침을 하면 '담배 좀 그만 피워, 그러니까 자꾸 기침을 하지' '이러다 말겠지' 하고 대부분 넘어가서 병원을 찾는 경우가 거의 없었습니다.

기침 가래가 심하게 나오면 그걸 질환이라고 보지 않고 담배나 나이 때문이라고 얘기를 했죠. 그러나 숨이 차기 시작했을 때 COPD를 진단받는다면 치료의 골든타임을 놓친 것입니다.

아파트 하수도에서 말단의 작은 파이프들이 막히면 당장은 이상이 없습니다. 작은 파이프들이 막히는 일이 누적되면 큰 파이프가 막히고, 그때부터 전체적인 하수의 흐름에 큰 문제가 발생하게 되죠. 기관지 질환도 이처럼 진행됩니다. 대부분 작은 소기도부터 문제가 시작됩니다. 그래서 초기에는 아무런 증상이 없기 때문에 조기검진이 유일한 예방법입니다.

폐기능 검사를 하면 현재 어느 정도 기관지가 좁아졌는지, 소기도 부분까지 확인이 가능합니다.

폐기능 검사는 비싸지 않고 20-30분이면 검사가 끝나며 결과도 즉시 알 수 있죠.

폐는 한번 망가지면 재생이 안 되는 기관이기 때문에 예방하는 방법 밖에 없습니다. 그 첫째는 가장 중요한 원인인 담배를 피우지 않는 것이죠. 금연은 가장 저렴하고 쉽고 효과적인 예방법입니다. 다양한 위험요인이 있는 폐암에 비해 COPD의 원인은 대부분 담배이기 때문에 예방효과도 뚜렷합니다.

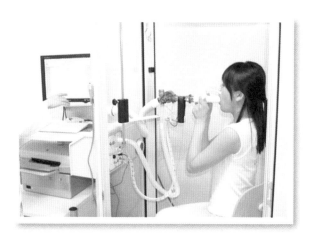

COPD를 확인할 수 있는 방법은 폐기능 검사가 유일하다

둘째로 40세 이상의 흡연자라면 정기검진 때 폐기능 검사를 함께 해보는 것입니다. 고혈압은 혈압을 재고, 당뇨는 혈당을 재는 것과 마찬가지로 폐는 폐기능 검사를 합니다.

직업적으로 숯불을 다룬다거나 금속제련을 하는 등 연기와 미세먼지에 지속적으로 노출되는 환경에서 일한다면 종합검진 때 폐기능을 함께 체크해보는 것이 좋습니다.

폐활량은 늘어나지 않는다

"저는 마라톤을 평생 해왔기 때문에 폐활량은 자신 있습니다"

오랫동안 운동을 해오면서 폐의 근육이 단련돼 폐활량이 증가됐다고 생각하는 분들이 많습니다. 전문가들도 종종 운동이 폐활량을 증가시킨다는 표현을 쓰기도 합니다. 하지만 솔직히 말씀드리면 운동을 열심히 해도 폐활량은 증가하지 않습니다. 자동차 정비를 아무리 잘해도 배기량은 늘어나지 않는 것과 같습니다. 폐기능은 각자 사람에 맞게 타고나게 됩니다.

폐활량이 늘어났다고 느끼는 것은 폐를 운동시키는 호흡근의 능력이 좋아졌기 때문입니다.

운동을 꾸준히 하면 폐를 감싸는 근육이 발달해서 같은 양의 공기라도 좀 더 많이 활용할 수 있게 됩니다. 자동차 정비를 꼼꼼히 하고 튜닝을 해서 차의 연비를 높이는 것과 비슷합니다. 타고난 폐기능이 손상받지 않고 운동을 통해 산소를 얼마나 효율적으로 사용하느냐가 폐활량의 핵심인 것이죠.

일반적으로 20대 초반에 폐기능은 최고조에 이르고 이후에 서서히 줄어들게 됩니다. 자신의 폐활량의 70% 정도만 유지해줘도 생활하는데 지장은 없습니다. 그런데 폐기능의 자연적인 노화에 더해서 담배까지 피우게 되면 호흡이 가빠지는 시점이 훨씬 앞당겨지게 됩니다.

자신의 폐기능 상태를 좀 더 일찍 파악해서 담배를 끊고 호흡근을 단련하는 운동을 한다면 떨어진 폐기능이 돌아오지는 않겠지만 노화되는 속도는 다시 비흡연자와 비슷한 곡선을 그릴 수 있게 됩니다.

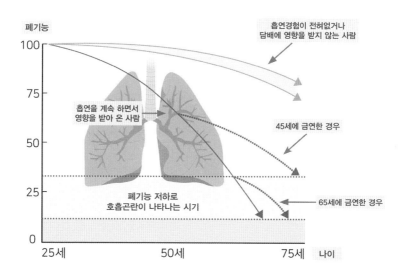

금연을 얼마나 일찍 시작하느냐에 따라 폐기능 노화의 속도는 크게 달라진다

자동차도 꾸준히 닦고 조이면서 관리를 해주면 그렇지 않은 차보다 훨씬 오래 타는 경우가 많습니다. 폐기능도 마찬가지입니다. 똑같은 자동차라도 5년을 타는 사람이 있고 10년 혹은 20년도 넘게 타는 사람이 있죠. 꾸준히 점검하고 정비한다면 새 차처럼 바꿀 수는 없지만 녹이 스미고 잘 달리지 못하는 것을 방지해주는 것처럼 말입니다. 결국 우리의 폐 건강의 슬로건은 폐활량을 늘려라가 아니라 폐활량을 지켜라가 맞습니다.

폐가 순환하지 않으면 병이 된다

물이나 공기는 막힘없이 순조롭게 흘러가는 것이 중요합니다.

　폐 역시 기도와 혈관으로 흐르는 공기와 물이 원활하게 순환되어야 건강합니다.

　폐혈관이 이물질로 막히면 호흡기 질환으로 이어지기도 합니다.

　같은 자세로 오랫동안 앉아 있으면서 발생하는 이코노미클래스 증후군이 대표적입니다.

　좁은 좌석에서 움직이지 않고 장시간 있다 보면 중력에 의해 다리 쪽으로 피가 저류되면서 혈전이 생길 수 있습니다. 또 의자에 앉으면 골반의 정맥이 눌리게 되는데, 피가 오랫동안 순환하지 못하면 혈전이 생기게 됩니다. 이렇게 생긴 혈전이 혈류를 타고 폐에 도달해 혈관을 막으면 폐색전증이 발생합니다. 다리가 저리고 붓거나 통증이 생길 수 있고, 심하면 숨이 차고 가슴 통증이 느껴지기도 합니다. 큰 혈관이 막히면 치명적일 수 있기 때문에 주의할 필요가 있습니다.

　비행기의 승객뿐만 아니라 운전기사, 장시간 서있어야 하는 직업, 질병으로 오래 누워서 지내는 경우 발생 위험이 높아집니다.

　잠시 걷고 움직여 주는 것이 가장 좋지만, 그럴 수 없는 상황이라면 가끔씩 다리를 접었다 펴고 종아리를 주물러주는 것만으로도 혈류에 많은 도움이 됩니다. 또 압박스타킹을 착용하면 다리 근육을 주물러

주는 효과를 얻을 수 있습니다.

숨이 차서 병원에 가면 폐에 물이나 공기가 차서 그렇다는 이야기를 들을 때가 있습니다.

폐는 원래 공기와 물이 차있는 곳인데 왜 이것 때문에 문제가 생기게 되는 것인지 이해가 안 된다고 하십니다. 정확히 이야기하면 폐가 아니라 늑막이라는 곳에 차게 됩니다. 늑막은 폐와 가슴벽 사이에 두 장이 존재하는데, 숨 쉴 때 늑막이 자연스럽게 움직이도록 윤활유 역할을 해주는 흉수가 차 있습니다.

그런데 흉수의 양이 너무 많이 늘어나게 되면 폐가 눌리게 되면서 숨이 찬 증상이 나타나게 됩니다.

폐에 물이 차는 것은 두 가지 원인이 있습니다. 첫 번째는 나가는 물보다 들어오는 물의 양이 많기 때문입니다. 보통 심장의 기능이 현저히 떨어져서 펌프 역할을 제대로 하지 못해 혈액이 정체되거나 신장 기능이 떨어져 소변으로 배출되는 물의 양이 줄어들어 남는 수분이 늑막에 차는 것입니다.

두 번째는 늑막에 염증이 생겨 물이 늘어나고 그것을 잘 흡수하지 못하는 경우입니다. 주로 폐렴이나 결핵으로 인해 늑막에 염증성 물이 고이는 것이 가장 흔합니다. 피부에 염증이 생기면 진물이 나오고 심하면 고름이 잡히는 것과 비슷합니다. 이것은 끈적끈적한 염증성 액체이기 때문에 오랫동안 방치해서 젤리처럼 굳어버리면 수술로 제거해야 하는 상태가 되기도 합니다.

염증성 물이 차게 되면 폐가 눌려 숨이 차고 숨 쉴 때마다 가슴이 찢어지는 것 같은 통증과 열이 나는 증상을 보입니다. 그런데 늑막에 물이 너무 많이 차면 오히려 통증이 덜해지기도 합니다. 따라서 열이 있고 숨이 차면서 숨을 쉴 때 가슴이 답답하다면 가슴 엑스레이 사진을 찍어 보는 것이 필요합니다.

기흉은 폐와 늑막 사이에 공기가 차는 것입니다. 보통은 폐에 붙어 있던 작은 공기주머니가 터지면서 폐에 있던 공기가 빠져나가 흉강 내에 차면서 발생합니다. 갑자기 가슴이 아프고 숨이 차게 되죠. 공기의 양이 적으면 자연적으로 좋아지기도 하지만 심한 경우 폐가 쪼그라들고, 심장을 압박해 생명을 위협하기도 합니다. 기흉은 재발률이 높은 질환입니다. 일반적으로 처음에는 공기를 배출시켜주는 것만으로도 치료가 되지만, 자주 발생한다면 수술이 필요합니다. 공기가 새는 곳을 막아주거나 남아 있는 공기주머니를 잘라주는 것이죠.

우리 몸을 나무라고 한다면 나뭇잎을 폐포로, 나뭇가지를 기관지와 혈관으로 볼 수 있습니다. 나무뿌리에서 흡수하는 물과 영양분을 나뭇잎까지 잘 전달할 수 있어야 푸르고 싱싱한 상태가 되는 것처럼 기관지나 혈관이 잘 순환되지 않는다면 나뭇잎이 빠짝 말라 떨어지듯이 우리의 폐도 병들고 망가지게 됩니다.

자신은 남들을 위해서 쓰는데, 사람들이 그것을 피해야 할 대상으로 여기거나 예의 없다고 생각한다면, 서로의 건강을 위한 마스크 착용을 어렵게 합니다.

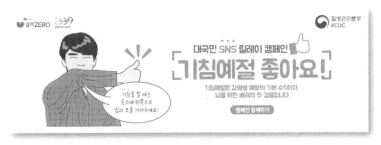

질병관리본부 기침예절 캠페인

셋째로 공공장소에서는 기침예절만 지켜도 호흡기 감염률을 크게 낮출 수 있습니다. 기침이 나오면 손이 아니라 손수건이나 휴지를 사용하고 소매 위쪽으로 가려주는 방법도 좋습니다.

대화는 원칙적으로 일정 거리를 유지하면서 하는 것이 좋습니다.

실내에서는 자주 환기를 하도록 합니다. 직접 침이 입으로 튀어서 전해지는 것보다 공기 중에 섞여있는 침방울을 들이키는 경로가 훨씬 많기 때문입니다.

호흡기 감염 예방법은 그동안 전혀 몰랐거나 어려운 사실들이 아닙니다. 사실 이미 유치원 때 익히는 것들이죠. 알고 있던 사실을 다시 상기하고 이와 같은 기본적인 생활 수칙들만 제대로 지킨다면 호흡기 감염으로부터 안전한 주변 환경을 충분히 만들어 갈 수 있습니다.

면역력이 강하면 좋은 것일까?

사실 우리가 자주 쓰는 면역력이라는 말은 상당히 애매모호한 표현입니다. 인터넷이나 언론에서 면역력을 증가시켜야 한다고 귀에 못이 박히도록 듣고 있지만 정작 면역력이 무엇인가라고 하면 한마디로 정의하기가 힘듭니다. 영화 스타워즈에서 이야기하는 '포스'나 한의학에서 말하는 '기'와 비슷한 개념이 되어버린 면이 있습니다.

면역력이 강하면 무조건 좋을 것 같지만 반드시 그렇지도 않습니다. 예를 들면 류마티스 관절염과 같은 자가면역질환은 면역세포들이 내 몸의 장기나 조직을 이물질로 인식해서 공격하기 때문에 발병하게 됩니다. 즉 내 몸의 면역력이 과다하게 활성화가 돼서 생기게 되는 것이죠. 그래서 병원에서는 면역력이 강한가 약한가가 아니라 어떤 질병에 대해 면역세포가 정상인가 비정상인가를 나누게 됩니다. 중증질환 등으로 면역세포의 기능이 심하게 떨어져서 세균에 취약해졌다면 면역력이 떨어졌으니 조심하라고 당부하지만, 면역력을 비정상으로 떨어뜨리는 병이 없다면 굳이 구분할 이유는 없는 것이죠.

우리가 보통 어린이나 노약자, 중증질환을 가진 사람들이 면역력이 떨어져 있다고 표현하는 것은 어린이는 아직 몸의 장기가 미숙한 상태이고, 노인들은 장기들이 노화되면서 약해지기 때문입니다.

몸에 좋은 보양식, 건강식을 많이 먹는다고 면역력이 높아지는 것도 아닙니다.

우리가 건강보조 식품을 먹는 것은 항상성, 즉 몸의 균형을 이루기 위한 목적입니다.

면역력이 떨어졌다는 것은 결국 내 몸이 전반적인 균형을 유지하지 못한다는 것을 표현한다고 볼 수 있죠.

우리 몸은 새로 생산된 자동차처럼 대부분 태어나면서 건강하게 살도록 만들어져 있습니다. 자동차가 계속해서 잘 굴러가려면 차의 전반적인 밸런스가 유지되어야 하는 것처럼 우리 몸도 항상성, 즉 균형이 무너지지 않는 것이 건강에 있어서 가장 중요합니다.

주요 장기는 몸 상태가 잘 유지될 수 있도록 조화를 이루고 있는데, 병이 들어 장기들 중 하나라도 고장이 난다면 이 균형이 깨지게 됩니다.

몸의 균형을 저절로 유지할 수 없는 단계에서부터 대부분의 질병이 시작된다고 할 수 있습니다.

다시 말해 우리 몸이 자정작용을 할 수 있도록 균형을 잡아주는 것이 곧 '면역력을 높인다'는 의미입니다.

호흡기 건강에서 '면역력'이 강조되는 이유도 폐는 우리 몸의 주요 기관 중 외부에 직접 노출되어있는 유일한 기관이기 때문입니다. 다시 말하면 호흡을 통해 외부에 있는 유해물질에 직접 영향을 받고 쉽게 균형이 깨질 수 있는 것입니다.

특히 미세먼지는 방어할 수 있는 수준을 넘어 섰을 때 호흡기에서 혈관까지, 소리 없이 우리 몸 속 구석구석으로 침투해서 몸의 균형을 깨뜨리게 됩니다.

미세먼지 농도가 높은 날에는 코르티솔과 코르티손 같은 스트레스 호르몬 분비가 크게 증가하는 것으로 나타났는데, 스트레스 호르몬이 올라간다는 것은 염증을 가라앉히기 위해서 우리 몸이 싸우고 있다는 신호입니다.

미세먼지가 침투하게 되면 왜 염증이 일어날까요?

그 이유는 우리 몸의 면역계가 반응을 하기 때문입니다. 외부물질이 침입하면 면역세포가 공격을 하게 되는데, 이 과정에서 염증반응이 발생하게 됩니다. 그런데 팔이 부러졌을 때 심는 철심이라든지 인공 관절 같은 것은 몸에 그대로 삽입하더라도 면역반응이 일어나지 않습니다. 분자량이 너무 커서 인식 자체가 되지 않기 때문이죠. 초미세먼지는 작기 때문에 면역계는 나쁜 세포가 들어왔다는 것을 감지하고 없애려고 합니다. 그렇게 염증이 심해지면 각종 장기들은 혈관질환의 위험성이 높아지게 됩니다. 하지만 거꾸로 이러한 염증까지 스스로 회복할 수 있는 항상성이 유지되고 있다면 초미세먼지는 들어와서 염증을 일으키더라도 병으로 이어지지는 않게 되는 것입니다.

따라서 무조건 면역력을 강화하는 것이 중요한 것이 아니라 스스로 자정작용을 할 수 있는 몸의 균형, 즉 항상성을 유지해서 독소가 들어와도 방어하고 회복할 수 있는 몸을 만드는 것이 중요합니다.

유명인들이 폐렴으로 많이 죽는 이유

중환자실에는 폐렴 환자가 많습니다. 일반 병실에도 폐렴 환자들이 계속해서 늘어나고 있죠.

김대중, 김영삼 전 대통령, 싱가포르의 리콴유 전 총리, 앙드레 김… 모두 폐렴으로 사망했습니다.

혹자는 '유명인들은 다 폐렴으로 사망한다', '암환자들도 암보다 폐렴으로 사망한다'고들 합니다.

감기가 오래되면 폐렴이 생긴다고 생각하시는 분들이 많은데 원칙적으로 감기와 폐렴은 다른 질환입니다. 폐렴이 악화된다고 폐암으로 발전하지도 않습니다.

치료제가 존재하는 폐렴의 치사율이 갈수록 높아지는 이유는 무엇일까요?

폐렴은 말 그대로 폐에 염증이 생기는 질환입니다. 염증이 기관지에 생기면 기관지염, 폐포까지 염증이 번지면 폐렴이 됩니다. 폐에 염증이 생겨서 산소공급이 제대로 이루어지지 않으면 심장이나 신장 등 다른 장기들이 망가지게 되는데, 폐렴 환자가 목숨을 잃는 가장 큰 원인 중 하나가 다발성 장기부전입니다. 몸이 더이상 버티기가 힘들 만큼 안 좋아졌을 때 폐렴이 점점 심해져 전신에 산소공급이 제대로 이루어지지 않은 상태까지 가게 되는 것이죠. 심장마비와 뇌출혈, 암 등 걸리면 치명적이었던 질병들을 이제는 유지관리를 할 수 있게 되면서 마지막 단계가 폐렴이 되고 있는 것입니다.

연령	사망자 수	사망률
미정	3명	0.024%
0-19세	12명	0.099%
20-39세	62명	0.51%
40-64세	769명	6.39%
65세 이상	11,175명	92.96%

연령별 폐렴 사망률

이처럼 폐렴이 늘어나는 것은 인구 고령화와 관련이 있습니다.

수명이 길어질수록 면역력이 약한 노인과 만성질환자들도 늘어나기 때문에 최종 사망원인이 폐렴인 경우가 증가할 수밖에 없는 이유입니다.

망가진 폐를 대체할 수 있는 치료가 아직 없는 것도 중요한 원인입니다. 인공심장, 인공신장 등은 있지만 인공폐는 아직까지 없기 때문이죠.

 손가락의 상처가 아물면서 흉터가 남을 수 있는 것처럼 폐에도 흉터가 남을 수 있습니다. 폐렴으로 인해 흉터가 생기면 세포가 손상되고 폐 기능이 떨어집니다. 정상적인 사람은 폐렴을 앓고 난 후 폐활량이 약간 떨어져도 생활하는데 큰 문제가 없지만, 기본 폐활량이 이미 떨어져 있는 COPD 같은 만성 호흡기 질환자들은 숨이 찬 증상이 더 심해질 수 있습니다. 폐렴을 앓았다고 해서 건강에 큰 영향을 미치지 않지만 원래 폐활량이 안 좋았던 사람들은 더 떨어질 수 있기 때문에 폐렴 예방에 좀 더 주의를 기울여야 합니다.

 폐렴의 원인은 대부분은 몸이 약해진 상태에서 들어온 세균입니다. 우리 주위에 항상 세균이나 바이러스는 있지만 우리가 건강할 때는 들어오지 못하지만, 우리가 약해졌을 때 침투하고 폐렴을 일으키게 됩니다.
 그중에서 가장 흔한 세균이 폐렴구균이라는 놈입니다. 구균이란 동그랗게 생겼다는 것을 뜻합니다. 폐렴을 일으키는 동그랗게 생긴 균이라고 붙여진 이름입니다.

이 세균은 수막염도 일으킬 수 있고, 패혈증도 일으킬 수 있는데, 특히 폐렴을 잘 일으키기 때문에 이렇게 이름을 붙여졌습니다.

폐렴의 가장 심각한 합병증은 패혈증입니다. 폐렴이 악화되면서 폐에 있던 세균이나 바이러스가 심장을 거쳐 혈관을 타고 온몸을 돌게 됩니다. 폐의 염증이 다른 장기들로 옮겨 다니며 병을 일으키게 되는 것이죠.

다행히 폐렴구균은 백신이 있습니다. 예방효과가 뛰어나기 때문에 65세 이상 노인, 만성 고위험자는 모두 맞는 것이 좋습니다. 독감의 후유증으로도 폐렴으로 진행될 수 있기 때문에 독감 예방주사를 함께 맞으면 폐렴 예방에 큰 도움이 됩니다.

모든 폐렴균을 예방할 수 있는 것은 아닙니다. 현재까지 발견된 폐렴균의 1/6 정도를 예방할 수 있죠.

그래서 폐렴 예방주사를 맞았는데도, 왜 폐렴에 걸리게 되었다며 당황해하시는 분들이 계십니다.

폐렴균을 전부 막을 수 있는 것은 아니지만 폐렴이 생기더라도 덜

심하게 오기 때문에 특히 노인분들과 만성질환을 가진 분들께는 꼭
맞는 것을 권해드립니다.

열이 없는데 폐렴이라고요?

87세 남성 K씨가 정신이 없고 헛소리를 한다며 자식들이 응급실로 모시고 왔습니다. 나이에 비해 건강하게 지내는 편이었는데, 몇 주 전부터 식사도 잘 못하고 무기력해 보였다고 합니다. 기침도 하지 않았고 열도 없어서 자녀들은 노환으로 중풍이 왔다고 생각하고 한의원에 가서 침을 맞고, 한약도 처방받았지만 별 차도가 없었습니다. 며칠 전부터는 불러도 대답을 잘 못하고 알아듣기 힘든 소리를 중얼대서 돌아가실 것 같다는 생각에 응급실을 찾은 것이었습니다.

여러 가지 검사를 받은 후 예상치 못하게 폐렴이라는 진단을 받았습니다.

폐렴은 보통 열이 심하게 나고 몸살과 기침, 누런 가래가 동반되지만, 특히 몸이 약한 고령자분들은 폐렴의 증상이 안 나타나는 경우가 많습니다.

갑자기 식사를 잘 못하고 시름시름 앓거나 거동을 잘 못하는 모습을 보이기기도 합니다.

이것은 폐렴 증상이 아니라 몸이 정상적이지 않다는 신호로 나타나는 것이죠. 보통은 폐렴균이 들어오면 백혈구와 싸우면서 열도 나고 몸살도 앓지만, 기력이 상당히 떨어져 있는 경우 면역세포들이 폐렴균과 싸우지 못해 이러한 반응이 나타나지 않는 것입니다. 그럴 때 가족들은 폐렴이라고 생각하지 못하고 노환이나 치매가 오셨나, 돌아가실 때가 됐나 보다라고 오해하는 경우가 많습니다.

열이 없는 노인성 폐렴, 어떻게 구분하고 판단해야 할까요.

노인성 폐렴의 가장 흔한 증상은 무기력해지는 것입니다. 식욕이 떨어지고 정신이 다소 멍한 상태가 되어 겉으로 보기엔 치매 증상처럼 보이기도 합니다. 그래서 본인이나 보호자가 섣불리 판단하기보다는 평소와 행동과 모습이 많이 다르거나 기력이 상당히 떨어졌다고 생각되면 병원에 모시고 가는 것이 노인성 폐렴을 빨리 발견하는 방법입니다. 폐렴은 서둘러 발견하고 진단해서 적절한 항생제를 투여하는 것이 치료의 핵심입니다.

간혹 음식을 잘 못 먹으면 기도로 들어가기도 하는데, 이것을 사레가 걸린다고 합니다.

이때 음식물을 제대로 뱉어내지 못하고 기도로 넘어가게 되면 흡인성 폐렴이 생깁니다. 특히 노인분들 중 거동이 불편하고 누워서 지내는 분들이나, 중풍, 치매 등으로 운동능력이 떨어져 있는 분들에게서 주로 발생하고 있습니다. 일반 세균성 폐렴에 비해 더 심하게 오고 치료도 오래 걸리게 됩니다.

흡인성 폐렴을 예방하기 위해서는 식사는 반드시 앉은 상태에서 턱을 가슴 쪽으로 약간 당긴 자세로 먹는 것이 좋고, 식사 후에도 한두 시간 정도는 앉아 있는 것이 필요합니다. 기운이 없고 힘들다고 누워 있는 상태에서 음식물을 먹는 것은 생각보다 위험할 수 있는 것이죠.

폐렴균이 몸에 들어왔다고 모두 폐렴에 걸리는 것은 아닙니다. 이 겨낼 수 있는 면역력과 회복력이 있다면 별다른 문제없이 넘어갈 수 있는 것이죠. 꾸준하게 움직이고 운동하는 것, 식사는 골고루 규칙적으로 하는 것, 잠들고 깨어나는 시간을 지키는 것은 단순하지만 외부 바이러스와 세균 침투에 강한 몸을 유지하는 확실한 방법입니다.

흡연을 20년 동안 하고
완전히 끊었다면 괜찮을까?

독성연기는 기관지에 염증을 일으켜서 기도를 좁아지게 만들고 폐포를 터뜨려 폐활량을 떨어뜨립니다.

독성연기, 그중에서도 가장 직접적으로 자주 들이키게 되는 것이 담배입니다.

담배는 한 개비만 피워도 초미세먼지의 환경기준을 초과하게 되죠.

금연을 하면 좋다는 것은 누구나 잘 알고 있습니다. 금연을 시작한다면 예전과 같아질 수 있는지 물어보십니다.

통계적으로 흡연을 하면 폐암 발생률이 20배 가까이 올라가게 됩니다. 정상인과 같은 수준으로 복귀하는 것은 15년 정도의 금연이 필요하게 됩니다. 폐렴도 흡연자가 더 잘 생기는데, 10년은 끊어야 비흡연자 수준으로 돌아올 수 있다고 합니다. 즉 금연 후 곧바로 좋아지는 것이 아니라 이처럼 회복기간이 상당히 길기 때문에 끊으려면 기간을 두지 말고 단번에 끊는 것이 중요합니다.

"하루에 딱 3개비만 피우면 괜찮은가요?"
"술 마실 때만 가끔 피우는데.. 안 피우는 거나 마찬가지예요."
흡연도 개인차가 존재합니다. 평생 피워도 별문제가 안 생기는 사람도 있고, 얼마 피우지 않았는데 폐기능이 급격하게 나빠지는 사람도 있습니다.

흡연자 가운데 어떤 사람이 폐암에 많이 걸리는지 알아내기 위한 연구들이 이루어졌는데, 담배 연기 속의 발암 물질을 분해하는 효소의 능력 차이가 한 가지 요인이라는 보고가 있었습니다.

하지만 누가 흡연에 강한 유전자를 지녔는지 현재는 아무도 섣불리 판단할 수 없습니다.

수십 년 간 흡연하고도 폐기능을 높게 유지하는 사람도 있겠지만 이런 경우를 일반화하기엔 너무 위험합니다. 반대의 경우가 훨씬 많기 때문입니다. 심한 폭풍우가 치는 바다에서 살아나온 사람이 있다고 해서 그처럼 사나운 바다에 뛰어들지 않는 것처럼 말이죠.

과거에 얼마나 흡연을 했던지 간에 일단 COPD나 암으로 진행되면 심각성은 똑같습니다.

100km가 제한 속도인 도로에서 130km로 달리던 200km로 달리던 둘 다 기준속도를 넘었기 때문에 똑같은 벌금이 날아올 수 있는 것과 같습니다. 흡연량을 반으로 줄였으니 괜찮다고 생각하는 것은 위험한 발상인 것이죠.

간접흡연도 매우 위험합니다. 최근에는 3차 흡연이라는 말까지 나오고 있죠. 예전에는 밖에서 담배를 피우고 실내로 들어오면 간접흡연 피해는 없다고 봤지만 실제로 조사를 해보니 옷과 몸에 묻은 유해입자가 다른 사람들에게 피해를 줄 수 있다는 것이 밝혀졌습니다. 가까이에서 안 피우더라도 간접흡연으로부터 안전할 수 없다고 보는 것입니다. 간접흡연이 지속되면 내가 담배를 피우지 않아도 흡연자에게 생길 수 있는 질병들이 충분히 나타날 수 있습니다.

전자담배의 경우는 아직 논란이 많습니다. 금연으로 가는 하나의 다리 역할로는 괜찮다고 할 수 있습니다. 그러나 담배보다 유해성이 덜하다는 것이 입증된 것은 아니기 때문에 전자담배를 안전한 대체물로 생각해서 피우게 되면 흡연으로 인한 발병 가능성은 조금 낮아질 수 있어도 위험성은 여전히 남아있게 되는 것이죠. 담배에는 수백 가지가 넘는 유해물질이 있기 때문에 몇 가지 성분을 줄였다고 해서 해로움이 사라지지 않기 때문입니다.

담배를 안 피우던 사람들이 전자담배는 괜찮겠지 하고 시작하는 경우도 많은데, 거꾸로 흡연으로 가는 다리 역할을 하기 때문에 상당히 위험합니다. 그래서 전자담배는 금연의 보조수단으로 접근하는 것이 맞습니다.

시중에 다양한 금연보조제가 나와 있습니다. 그런데 금연보조제의
역할은 금단증상을 줄여주는 것입니다. 흡연 욕구는 그대로 남아있
게 되죠. 담배를 끊을 생각이 없는데 주위 사람들의 성화에 못 이겨
금연보조제를 사용한다면 그만큼 성공할 가능성은 줄어듭니다. 금연
할 마음을 확실히 가지고 있지만, 잠도 잘 안 오고 초조한 상태가 계
속된다면 금연 약으로 효과를 얻을 수 있습니다. 또 전문가의 도움을
받으면 성공률이 크게 올라간다는 연구가 있습니다. 흡연 욕구가 계
속 일어난다면 금연 클리닉과 프로그램을 활용하는 것도 한 가지 방
법입니다.

담배는 끊기가 아주 힘듭니다. 특히 젊은 분들에게 말씀드리고 싶
습니다. 시작을 안 하는 것이 가장 쉽고 안전한 방법입니다.
스트레스 때문에 담배 생각이 나시나요? 담배 말고 다른 방법들을
찾아보세요.
솔직히 말씀드립니다. 담배는 끊는 것 이외에는 위험을 줄이는 방
법은 없습니다.

5대 암 검진에는 폐암이 없다

얼마 전 유명 배우가 30년 넘게 담배도 끊고 공기가 좋은 시골에서 자연을 벗 삼아 전원생활을 하던 중 갑작스럽게 폐암 3기를 진단받아 놀라게 한 일이 있었죠. 더구나 불과 6개월 전 받은 건강검진에서 별 이상 없었다고 알려져 그 충격은 더 컸습니다.

폐암이 무서운 점은 증상이 없다는 것입니다. 증상이라고 하면 흔히 계속되는 기침, 호흡곤란, 객혈 등을 들지만 이런 증상들이 나타난다면 이미 상당히 진행이 된 경우가 많아 암 중에서도 폐암이 가장 사망률이 높아진 원인입니다.

그런데 일반 건강검진, 즉 5대 암 검진에는 폐암이 들어있지 않습니다. 40세가 넘으면 2년에 한번 씩 일명 공단검진, 즉 국민건강보험 검진을 받게 되죠. 5대암 검진이라고 해서 주요 암의 조기 진단을 위한 검사가 포함되어 있습니다. 그래서 많은 분들이 공단 검진에서 이상이 없다면 폐암도 안심할 수 있다고 생각하시는데, 실상은 그렇지 않습니다.

일반적으로 5대암이란 위암, 대장암, 유방암, 자궁경부암, 간암을 이야기합니다. 다시 말하면 5대 암 검진에는 폐암은 포함되지 않은 것이죠.

공단검진에서 가슴 X선 검사를 하지만 그것은 결핵을 발견하기 위한 검사이지 폐암을 찾을 수 있는 검사는 아닙니다. 따라서 폐암 검진은 자신이 알아서 챙겨야만 하는 것입니다.

"저는 폐건강은 자신 있어요. 하루에 5km씩 뛰거든요"

호흡기 검진을 권해드리면 손사래를 치며 자신하는 분들이 있습니다.

그러나 평소에 운동량이 많다고 해서 폐 건강을 확신할 수는 없습니다.

폐암을 발견하기 위해서는 CT촬영이 유일한 방법입니다.

CT는 가격도 부담되지만 방사선이 몸에 누적이 돼서 자주 찍는 것은 오히려 위험할 수 있죠.

검진 목적의 CT는 한 번으로 끝나는 것이 아니고 보통 1년에 한 번씩 정기적으로 찍어야 하기 때문입니다.

그래서 최근에는 저선량 폐CT라는 것이 개발되었습니다. 기존 방사선량을 1/8 정도로 줄여서 폐결절(작은 혹처럼 딱딱한 덩어리가 만들어진 것) 유무만 확인하는 방식입니다. 한번 찍을 방사선 양으로 8번을 촬영할 수 있게 되어서 정기적으로 찍어도 방사선 노출에 대한 부담을 줄일 수 있습니다.

그런데 CT를 찍어서 폐결절이 보이면 이게 정말 암인가 하는 문제가 있습니다. 우리나라의 경우 양성 종양이나 결핵 등에 의한 흉터를 가진 사람이 많아 모든 성인을 대상으로 폐암 조기 검진을 위해 매년 저선량 CT를 찍는 것은 효율성이 없는 것으로 나타나고 있습니다.

그래서 현재 객관적으로 마련된 기준은 55세에서 75세의 사람 중에 하루 한 갑 기준으로 30년이 넘는 흡연 경력을 가진다면 매년 저선량 CT를 촬영해서 폐암 검진을 받도록 권고하는 것입니다. 하지만 여기에 해당하지 않는 사람들도 폐암이 적지 않게 발생합니다. 특히 갈수록 젊은 비흡연 여성 폐암 환자가 늘어나고 있는 추세를 보여 젊은 사람들도 무시할 수 없는 위험성이 있습니다.

평소에 방어운전을 하고 교통법규를 철저히 지킨다고 해도 갑작스럽게 다른 차가 덮치게 되면 큰 사고로 이어질 수 있는 것처럼 폐암도 위험을 줄일 수는 있지만 가능성을 완전히 차단하지는 못합니다. 내가 지킬 수 있는 것들을 지켜서 가능성을 최대로 낮추려는 노력이 반드시 필요합니다.

폐암을 막을 수 있는 가장 효과적인 방법은 확실하게 밝혀진 위험 인자를 피하는 것입니다.

바로 담배연기와 질 나쁜 공기, 그리고 방사선입니다.

폐암의 가장 큰 원인은 당연히 흡연이지만 미세먼지도 적지 않은 영향을 줄 수 있습니다.

미세먼지에 달라붙어 있는 발암 물질이 몸 안에 축적되면 충분히 폐암을 발생시킬 수 있다고 추측하고 있습니다. 발암물질을 포함한 미세먼지가 기도를 넘어서 폐포 안으로 흡수된다면 언젠가 암을 일으킬 수 있는 잠재된 위험이 될 수 있는 것이죠.

폐암이 생겼을 경우 그것의 직접적인 원인이 미세먼지라는 것을 밝히는 것은 어렵지만, 폐암의 중요한 원인 중 한 가지이기 때문에 차단하려는 노력이 필요한 것은 분명합니다.

폐암 1기인데 수술을 해야 할까요?

"수술보다 차라리 공기 좋은 곳으로 이사 가서 살면 더 건강하게 살 수 있는 거 아니에요?"

대체의학으로 불리는 자연치유법은 긍정적인 역할을 할 수 있고 환자들에게 필요한 측면도 있습니다.

기존의 공인된 치료가 손을 쓸 수 없을 때 고려해 볼 수 있지만, 공인된 기존의 치료를 받지 않고 대체의학을 먼저 선택하는 것은 더 큰 문제를 일으키게 됩니다.

기존의 치료가 더 이상 효과가 없을 때 대체하거나 보완하는 역할로 생각해 볼 수 있는 것입니다.

"1기인데 왜 암 수술을 해, 자연치유하면서 스스로 이겨내야 근치가 되지."

이렇게 첫 번째 치료로서 받아들이는 것은 위험하다는 것이죠.

폐암을 비롯해서 모든 고형암(덩어리암)의 근본적인 치료방법은 수술로 제거하는 것입니다. 진행 기수를 1기부터 4기까지 나누는 이유도 수술을 할 수 있는가를 판단하기 위해서라고 봐도 무방합니다.

사람에 따라 진행 속도와 전이 가능성이 모두 다르지만 가장 중요한 것은 수술을 통해 제거할 수 있는가입니다. 일반적으로 폐암의 경우 3기 초반까지는 수술을 할 수 있다고 봅니다. 최근에는 생존율이 상당히 높아져서 1,2기에 발견해서 수술하면 80~90%가 완치 판정을 받고 있습니다. 더구나 초기에 수술할수록 최소한의 부위만 제거할 수 있게 되면서 수술 후 삶의 질이 훨씬 높아지게 되었습니다.

수술을 할 수 있는 상황이라면 너무 늦지는 않은 것이고 당연히 제거하는 것이 생존율을 높이는 길입니다. 그 이외에 방사선치료, 면역치료, 항암치료 등은 수술 전후에 종양의 크기를 다소 줄이거나 성장을 멈추기 위한 보조적인 치료법입니다.

4기의 경우는 전이가 생긴 상태, 즉 국소질환에서 전신질환으로 변했다는 의미입니다.

수술이 어렵기 때문에 약물과 방사선치료를 주로 하게 됩니다. 대표적인 것이 오래전부터 사용되었던 항암치료인 것이고, 최근에는 표적치료와 면역치료 방법들이 개발되었는데, 치료 효과가 이전보다 상당히 좋게 나오고 있습니다. 많이 진행된 암도 예전보다 선택할 수 있는 방법들이 늘어났고 새로운 치료법들이 계속해서 연구되고 있기 때문에 4기라도 치료할 수 있는 가능성들이 점차 높아지고 있습니다.

폐암 환자를 진료하면서 가장 난감한 질문이 "저는 몇 개월 남았나요?"라는 질문입니다.

드라마에서 "몇 개월 남으셨습니다."라며 시한부를 선고를 내리기도 하지만, 감히 말하건대 그것은 아무도 모르는 일입니다.

폐암이 진행되는 속도는 사람마다 다르고 암의 종류나 위치에 따라서도 상태가 다릅니다. 3개월 만에 빠르게 자라는 경우도 있고 몇 년에 걸쳐 서서히 자라기도 합니다.

또한 치료법들이 계속 발전하는 과정에서 수명을 교과서적으로 예측하는 것 자체가 말이 안 되는 것이죠. 제가 만약 6개월을 산다고 말씀드린다고 해도 10년을 살 수도 있는 것입니다.

폐암은 얼마나 빨리 의심하고 진단해서 의사와 함께 치료 방향을 결정하느냐가 치료의 핵심입니다. 그래서 폐암이 의심될 경우 철저하게 검사하는 것이 좋다고 봅니다. 수고스럽더라도 폐암이 아니라고 확진 받는다면 모두가 안심할 일이지만, 폐암이 아닌 줄 알았는데, 나중에 폐암으로 밝혀진다면 치명적일 수 있기 때문입니다. 실제로 어느 병원에서 검사를 했는데, 암이 아니라고 했다가 혹시나 해서 다른 병원에서 검사를 하니 암 진단을 받는 경우도 종종 있습니다.

암의 모양이 아니라고 했는데, 몇 개월 후에 암이 커져서 진단받는 경우도 있습니다. 결국에는 확률로 얘기하는 것보다는 정말 암이 맞는지 확실히 하는 것이 중요한 것이죠.

어떤 환자분들은 폐암이 진단되면 "앞으로 몇 년이라도 더 살 수 있을지 모르겠어요."라고 말씀하시기도 합니다.

그러나 이제는 진단을 받으면 이대로 끝이구나라고 생각하는 시대는 더 이상 아닙니다. 조기검진을 통해 초기에 진단해서 수술을 받으면 완치율을 상당히 높일 수 있고, 진행된 상태로 발견되었더라도 포기하지 않고 여러 가지 새로 개발된 치료법으로 삶의 질을 높여나가는 시대인 것입니다.

4장

상쾌한 우리 집 만들기

집 안 공기가 내 몸을 살린다

PC방 열풍이 한창일 때 많은 학생과 젊은이들이 몇 시간씩, 심지어는 며칠 밤을 새우면서 게임에 열중하던 시기가 있었죠. 요즘에는 금연 구역으로 지정되고 환경도 깨끗해지면서 상당히 개선되었지만 초기 PC방들은 환기가 잘 안 되는 지하에 많았고, 담배연기는 항상 자욱했으며 많은 사람들로 꽉 차있어 말 그대로 최악의 호흡환경이었습니다. 당시에 이런 환경의 PC방을 자주 이용하던 사람들이 감기와 기관지염뿐만 아니라 결핵까지 발생해서 병원을 찾는 경우가 많았습니다.

이처럼 사방이 트여있는 외부보다 벽과 유리로 막힌 내부가 훨씬 더 빠르고 심하게 오염될 수 있습니다. 요리, 청소 등으로 실내 공기가 나빠지게 되면 같은 양의 연기라도 외부보다 수십 배 이상 오염될 수 있고, 오염된 공기의 폐 전달률은 무려 수백 배까지 높아지게 됩니다.

우리가 실내에서 보내는 시간은 점점 더 많아지고 있지만 주로 대기오염에만 신경 쓰다 보면 정작 실내 공기 질에 대해서는 무관심해지기 쉽습니다.

실내공기는 환기가 기본입니다. 공기도 물과 마찬가지로 계속해서 흘러야 깨끗해집니다.

사실 실내 먼지는 우리가 예전부터 해온 방식을 기본으로 해서 관리할 수 있습니다. 맑은 날 환기를 자주 시키고 먼지가 많은 제품들은 털어내고 물걸레로 닦아준다면 기본 이상은 유지할 수 있습니다.

그런데 이렇게 상식적인 환기의 개념이 무너지기 시작한 이유가 미세먼지입니다.

실내 공기도 좋지 않은데 미세먼지까지 집 안으로 들어오면 공기질이 더 엉망이 된다는 걱정이 때문이죠.

심한 미세먼지나 황사, 꽃가루가 확산되는 날을 제외하면, 대체로 외부공기가 실내보다 깨끗한 편입니다.

미세먼지 주의보가 내린 날에는 창문이 아니라 현관문을 열어 환기시키는 게 좋습니다.

자연환기가 우선이고, 공기가 안 좋을 때는 공기청정기 등으로 도움을 받는다는 개념이죠.

밤에는 공기나 미세먼지들이 정체되면서 낮게 깔리게 됩니다.

늦은 밤부터 이른 아침 시간은 공기 중의 오염물질이 머물러 있을 가능성이 높기 때문에 대기 흐름이 활발한 오전 10시부터 오후 6 사이에 주로 환기를 시켜주는 것이 좋습니다.

환기를 시킬 때 집 내부의 공기가 잘 순환될 수 있도록 집 앞뒤 창문을 열어 맞바람이 흐르게 하는 것이 필요합니다. 틈틈이 마주 보는 양쪽의 창문을 함께 열어 공기가 원활하게 통할 수 있게 하는 것입니다.

집먼지진드기, 한 번쯤은 들어보셨죠?

옛날에는 우리나라에 집먼지진드기가 거의 없었습니다. 우리나라는 전통적으로 구들장 안방과 마루 생활을 했었죠. 요를 깔고 자고, 아침에는 개고, 이불을 털고, 바닥을 닦고, 밥을 먹고 요를 또 깔고. 집 먼지 진드기가 자랄 시간이 있었을까요? 우리나라는 일반적으로 좌식 문화였기 때문에 쓸고 닦고, 말리면서 조금만 신경 써서 관리하면 집먼지진드기가 자랄만한 공간이 많지 않았습니다. 그런데 이제는 침대 생활을 하면서 이불과 매트리스가 항상 깔려있습니다. 어둡고 습하기 때문에 그곳에서 자라기 쉽죠. 집먼지진드기는 천식과 같은 알레르기 질환을 악화시키고, 심한 경우 기관지가 좁아지고 딱딱하게 굳는 폐기관의 노화까지 일으킬 수 있기 때문에 주의해야 합니다.

집먼지진드기를 특히 주의해야 할 곳은 천 재질의 살림들입니다.

가족 중에 천식과 아토피 등 알레르기 질환을 가진 사람이 있다면 최대한 집먼지 진드기가 살 수 없는 제품을 사용하는 것이 좋습니다. 카펫은 사용하지 말고 쇼파는 패브릭 보다 가죽 재질로 된 것으로 사용합니다. 천으로 된 커튼보다는 나무나 플라스틱으로 된 블라인드가 좋습니다. 아이들 인형이나 장난감도 봉제인형보다 플라스틱 제품이 호흡기 건강에는 더 안전합니다. 바꿀 수 없다면 천 재질의 살림들은 자주 햇볕에 말려서 털어내고, 봉제인형은 비닐에 싸서 냉동실에 1시간 정도 얼려놓았다가 털어서 사용해도 진드기를 상당히 줄일 수 있죠.

침대에 살고 있는 미세먼지와 미생물들은 생각보다 호흡기 건강에 더 큰 위협이 될 수 있습니다.

집먼지진드기는 주로 피부에서 떨어지는 각질을 먹고살기 때문에 우리가 매일 자고 일어나는 베개, 이불, 매트리스 등은 번식하기에 최적의 장소입니다. 침대와 베개의 커버는 뜨거운 물로 세탁하면 제거할 수 있습니다. 매트리스는 한 달에 한번 정도 진공청소기로 먼지를 빨아들인 뒤 햇볕이 좋은 날 베란다나 마당에 내놓아 일광소독을 해주면 도움이 됩니다. 또 집먼지진드기는 충격에 약하기 때문에 매트리스를 두드리는 방법으로 상당 부분 제거가 가능합니다. 환기가 잘 되는 곳에 매트리스를 비스듬하게 세우고 방망이 등으로 가볍게 쳐서 털어낼 수 있습니다.

녹색 식물로 공기를 정화시키면 미세먼지를 잡을 수 있다는 이야기도 많습니다.

하지만 집안에 식물을 두면 심리적인 안정감은 얻을 수 있지만 미세먼지 제거를 위해서는 큰 도움이 되지 않습니다. 꽃가루나 식물 향에 예민한 사람들이 있다면 실내 식물들은 오히려 안 좋을 수 있죠. 또 관리를 잘해주지 않으면 이파리 등에 미세먼지가 쌓이고 낮에는 산소를 내뿜지만 밤에는 이산화탄소를 배출하기 때문에 너무 많은 실내 식물은 좋지 않습니다.

집 안에 식물을 키우면 보기에도 상쾌하고 가습기를 따로 두지 않아도 되는 것처럼 느껴지기도 하지만

실제로 실내 공간의 5% 이내로 식물을 배치하는 것이 효과적이라고 알려져 있습니다.

집 안 공기 관리의 원칙은 단순합니다.

창문을 열어 환기를 시키고, 먼지가 많은 곳은 털어내고, 자주 빨고, 햇볕에 말리면서 청소하는 것이죠.

실외 공기의 미세먼지 상태는 매일 알려주지만, 실내 공기의 질은 내가 주의하지 않으면 아무도 신경 써 주지 않습니다. '상쾌한 우리 집'을 만들기 위해서는 실내 공기질 관리가 필수적이라는 것을 잊지 마세요.

가전제품의 잘못된 사용이
호흡기 건강을 망친다

편의를 위해 사용하는 집 안 가전제품들이 호흡기에 악영향을 미치게 된다면 어떨까요?

온 가족이 지내는 집에서 오염된 공기가 나도 모르게 방출되고 있다면 세상에서 가장 편안해야 할 곳이 불안해지기도 합니다. 실제로 취사, 취침, 청소 등 다양한 실내 활동이 이루어지면서 그 사이에 전자제품과 생활용품 등에서 각종 오염물질이 조금씩 방출되고 있습니다.

2011년 원인불명의 폐질환으로 다수의 사람들이 사망하거나 폐이식 수술을 받는 초유의 사태가 있었습니다. 수년에 걸친 조사 끝에 호흡기 건강을 위해 썼던 가습기가 폐질환의 원인이었다는 사실이 밝혀졌고 피해자 중 상당수가 임신부나 아이들이었기에 더더욱 안타까운 사건이었습니다.

가습기 살균제는 애초부터 잘못된 제품입니다. 해외에는 아예 가습기 살균제라는 것이 없습니다. 가습기는 원래 세척을 해야 하는데, 살균제를 물에 타서 공기 중에 뿌린다는 방식이 문제가 되었습니다. 균을 죽이는 화학 약품은 우리 몸에도 좋지 않은데, 계속해서 가습기를 통해 호흡하게 되면 화학성분이 몸에 누적이 될 수 있습니다. 다른 화학약품에 비해 독성이 약하더라도 가습기와 같은 가정용 제품들은 노출되는 시간과 양이 훨씬 많기 때문에 호흡기가 취약한 사람들에게는 치명적인 영향이 있을 수 있습니다.

가습기에는 세균이나 곰팡이 등 미생물이 금방 번식하게 됩니다. 남은 물은 매일 갈아주고 설거지하듯이 씻어줘야 합니다. 주방용 세척제 역시 화학약품이기 때문에 사용했다면 물로 잘 헹궈 남지 않게 해주는 것이 필수적입니다.

집 안 공기를 깨끗하게 해준다는 공기청정기 역시 관리를 하지 않으면 없는 것보다 오히려 상황이 안 좋아질 수 있습니다. 필터에 먼지가 심하게 쌓이거나 곰팡이가 자라면 더 큰 문제가 생길 수 있는 것이죠.

공기청정기의 필터를 간혹 물로 청소하는 경우도 있는데, 필터가 젖어있다면 곰팡이와 박테리아가 번식하기 쉽기 때문에 충분히 말려서 사용해야 합니다. 자주 깨끗이 청소하고 늦어도 1년 주기로 교체하는 것이 좋습니다.

생활 속에서 발생하는 이산화탄소, 일산화탄소와 같은 유해가스들은 공기청정기만으로는 제거되지 않습니다. 반드시 환기도 틈틈이 이루어져야 실내 정화에 훨씬 효과적입니다.

공기청정기는 말 그대로 보조용품입니다. 일반 가정집에 공기청정기가 없다고 호흡기질환의 위험성이 높아지는 것도 아닙니다.

반드시 필요하지는 않지만 환기를 자주 시킬 수 없을 때 대안으로 도움이 될 수 있다는 정도로 생각하는 것이 좋습니다.

에어컨 사용량이 증가하는 여름이면 레지오넬라균에 의한 폐렴 환자도 급증합니다. 레지오넬라균은 에어컨 냉각탑 등 오래 고인 물에서 잘 자라는데, 특히 중앙공조가 되어있는 건물에서는 공조시스템을 통해서 건물 전체에 퍼질 수 있기 때문에 전파 위험성이 높습니다.

아파트 단지 차원에서 냉각탑수와 급수 시스템을 정기적으로 청소하고 소독되는지 점검해야 합니다. 집 안에서 레지오넬라균에 의한 폐렴을 예방하기 위해서는 여름철 에어컨 사용을 시작하기 전에 필터 청소를 확실하게 해서 세균과 곰팡이가 농축돼있지 않도록 하는 것이 필요합니다.

집 안 청소를 할 때도 미세먼지는 상당히 많이 발생합니다.

진공청소기를 사용하면 공기를 빨아들이면서 동시에 먼지를 내뱉게 됩니다. 이때 청소기에서 나오는 먼지뿐만 아니라 바닥에 가라앉은 먼지까지 사방으로 흩어지게 만들기 때문에 오히려 미세먼지 농도를 높이는 원인이 될 수 있습니다.

청소기의 이음새 부분이 벌어지지 않았는지 살펴보고 필터를 자주 청소해줘야 합니다. 청소기 사용한 이후에도 일정 시간 반드시 환기를 시켜줘야 합니다.

청소할 때는 방호용 마스크, 안경, 장갑 등을 착용하는 것이 좋습니다. 청소에서 미세먼지를 제거하는 가장 좋은 방법은 물걸레로 먼지가 쌓일 수 있는 부분을 닦아서 최소화시키는 것입니다. 먼지가 많은 방은 청소 전에 분무기로 물을 뿌려서 우선 먼지가 날리지 않게 한 뒤에 시작하는 것도 한 가지 방법이죠.

우리가 가까이에서 쓰는 가전제품들도 잘못 사용하면 호흡기 건강에 좋지 못합니다.

결국 공기정화 제품들이 있느냐 없느냐보다 어떻게 사용하느냐가 중요하죠.

특히 호흡과 관련된 제품들은 단순히 좋은 물건을 사서 자주 사용하는 것으로 끝나는 게 아니라 가정에서뿐만 아니라 어린이집, 유치원, 학교에서도 수시로 뜯어서 털고 닦으며 관리해 주는 것이 필요합니다.

집에서는 고등어를 구워 먹으면 안 된다?

얼마 전 고등어가 미세먼지의 주범으로 몰려 가격이 폭락한 적이 있었습니다. 음식을 조리하면 미세먼지가 발생하는데 고등어를 구울 때 미세먼지 농도가 가장 높게 측정된 것입니다.

이 주장이 틀린 얘기는 아닙니다. 집에서 굽거나 튀기는 요리를 하게 되면 상당한 양의 에어로졸(수 마이크로미터 크기의 작은 고체 입자나 액체 방울)이 발생합니다. 이 에어로졸에 미세먼지가 포함되어 있는데, 실내가 뿌옇게 변할 정도로 엄청나게 많은 양이 올라오게 되죠. 특히 고등어는 껍질이 타면서 미세먼지가 가장 많이 나오는 음식 중에 하나이기 때문에 논란이 되었던 것이지요.

실내 오염과 관련된 한 실험에서는 창문을 닫고 삼겹살을 구울 때 미세먼지 농도가 기준치보다 수십 배가 넘게 발생했습니다. 유해한 화학 물질을 포함한 입자가 공중으로 퍼지면서 농도를 높이는 것입니다. 사실 불로 요리할 때는 농도의 차이일 뿐 모든 조리 과정에서 연기가 나온다고 할 수 있습니다. 그래서 고등어나 삼겹살을 집에서 구워 먹지 말라는 것이 아니라 불을 이용해 굽거나 튀기는 요리를 할 때는 반드시 후드를 켜고 먼지가 나갈 수 있는 통로를 열어두는 것이 중요합니다.

토스터나 오븐구이를 사용할 때도 미세먼지 입자들이 배출될 수 있도록 주방 환기팬이나 창문을 열어주세요. 일정량의 오염물질을 줄일 수 있습니다.

결국 집 안에서 어떤 음식을 먹고, 어떤 조리법이나 조리 기구를 쓰느냐보다 요리를 할 때 후드를 틀고 환기를 잘 시키는 것이 위험을 크게 줄이는 방법입니다.

직업적으로 연기가 많이 나는 음식을 조리를 하시는 분들은 실내라도 마스크를 착용하는 등 좀 더 주의를 기울일 필요가 있습니다. 특히 숯을 사용하거나 그을음이 생기는 요리 등은 주의해야 합니다. 숯은 타면서 상당한 양의 미세먼지를 발생시키는데, 숯불 가까이에서 조리하는 것은 대량으로 초미세먼지를 들이마시는 것과 같기 때문입니다.

주방 후드가 깨끗하게 유지되지 않으면 실내 미세먼지 농도를 더 높일 수 있습니다. 묵은 기름때가 묻어 있으면 흡입력이 떨어지고 오히려 호흡기에 안 좋은 공기가 섞여 나오기도 합니다.

그래서 싱크대, 주방 배기팬 등 집 안 후드 청소를 6개월에 한 번씩 정기적으로 해주는 것이 필요합니다.

깨끗한 후드를 사용하면 소음이 좀 나더라도 가정에서 발생하는 미세먼지 제거에는 큰 도움이 되기 때문이죠.

호흡이 10년을 더 살게 한다

새집증후군을 이겨내는 방법

지난해 겨울 새 아파트로 입주했다는 젊은 부부가 걱정 가득한 표정으로 아이를 데리고 내원했습니다.

이사 후 며칠이 지나지 않아 아이의 피부 발진이 시작됐다고 했습니다. 잠시 새 집에 적응을 못해 그런 줄 알았는데, 집에 들어가기만 하면 아이가 계속 기침을 하고 불면증에 피가 날 정도로 긁어서 비상이 걸렸다고 합니다. 부푼 꿈을 안고 새집을 장만했는데 아이가 기침과 아토피가 너무 심해서 다시 집을 팔고 이전 집으로 이사 갈까 고민하고 있다고 합니다.

새집증후군은 대부분 호흡기, 피부 알레르기 질환과 연관이 있습니다.

시공하면서 사용한 페인트나 벽지, 접착제 등 화학제품이 가장 큰 원인이 됩니다.

소량일지라도 제한된 공간에서 장기적으로 노출되면 몸에 부작용이 나타날 수 있는 것이지요.

더구나 저항성이 약한 어린이나 체질적으로 민감한 사람들은 낮은 농도의 화학물질에 대해서도 크게 반응하게 됩니다.

새로운 아파트 안에 들어가는 내장재에는 곳곳에 휘발성 유기화학물질들이 들어있습니다. 재질에 따라 단순히 알레르기를 일으키는 물질부터 포름알데히드와 같은 발암성 물질까지 포함할 수 있습니다.

시공이 막 끝난 새 건물은 가만있어도 굉장히 자극이 심합니다. 거기에 내장재, 접착제, 벽지, 빌트인 가구 등 원가를 낮추기 위해 인증받지 않은 저렴한 것들을 쓰는데, 겨울철 보일러로 온도를 높이면 증발을 하게 됩니다. 건강한 사람들은 가벼운 증상으로 넘어갈 수 있지만 예민한 아이들은 계속해서 자극을 받고 기침과 아토피 등이 심해지기도 합니다.

옛날에는 새집증후군이라는 말이 없었습니다. 우리는 전통적으로 종이 벽지를 밀가루로 만든 풀로 붙였고 마루는 접착제 없이 나무로 짜 맞췄습니다. 또 문을 열면 공기가 사방으로 통하는 집 구조로 되어 있죠. 이제는 방범과 에너지 절감을 위해 밀폐된 형태의 아파트들이 많습니다. 상대적으로 밀폐도가 높을수록 내부에서 발생하는 휘발성 유해가스가 집 안에 농축될 수 있는 것이죠.

이처럼 새 아파트 거주자들에게 천식과 아토피 같은 알레르기질환이 늘어난 것은 실내에서 발생한 유해공기가 밖으로 나가지 못하고 계속 정체되어 있기 때문입니다.

새집증후군을 줄이는 방법은 알레르기를 일으키는 물질이 포함되지 않은 페인트나 접착제 등을 쓰는 것,

그리고 환기가 중요합니다. 호흡기나 피부 알레르기가 있다면 새집으로 이사를 갈 때 충분한 환기와 청소를 깨끗하게 한 후에 입주하는 것이 좋습니다.

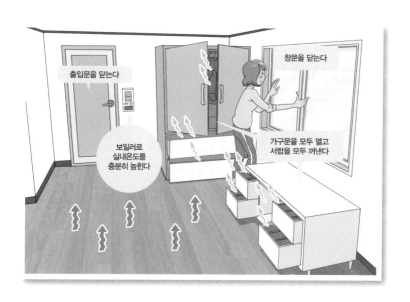

베이크 아웃

모든 건물에 좀 더 안전한 무독성 페인트, 접착제 등을 사용하면 좋겠지만 비용을 무시할 수만은 없겠죠. 계속해서 환기를 시키면 새집 증후군을 유발하는 물질의 농도는 낮아지고 상당 부분 적응할 수 있게 됩니다.

새 집에 입주하기 전에 베이킹을 한다고 하죠? 수납가구의 서랍을 모두 열고 창문과 현관문은 닫은 상태에서 실내 온도를 35~40도 정도로 6시간가량 난방 후 충분히 환기합니다. 이렇게 난방과 환기를 1주에서 2주에 걸쳐 3~5번 정도 반복하는 것입니다. 베이크 아웃만으로 유해물질을 모두 날려 보내기는 어렵지만, 입주 전에 이렇게 난방과 환기를 충분히 반복하면 화학제품들을 감소시키는데 어느 정도 도움이 될 수 있습니다.

새롭게 정비된 지하주차장에 가면 고유의 페인트 냄새로 매캐하고 눈이 심하게 따갑다는 느낌이 들기도 합니다.

이른바 주차장증후군은 페인트 도색작업을 하면서 화합물질이 공기 중으로 퍼지면서 발생합니다. 특히 일부 페인트에 포함된 휘발성 물질들에 오랫동안 노출되면 눈과 피부가 따갑고 두통과 현기증, 심할 경우 기관지염이나 폐질환까지 유발할 수 있습니다. 더구나 지하 주차장은 넓은 면적을 시공하기 때문에 대량의 유해물질이 일시에 방출되고 자동차 배기가스까지 뒤섞인 공기가 잘 빠지지 못해 오랜 기간 노출될 경우 거주자들의 건강에 악영향을 끼치게 됩니다.

신축 아파트뿐만 아니라 주차장을 재정비한 오래된 아파트는 환기 시설이 부족할뿐더러 노후화돼서 유해물질이 빠져나가지 못해 더 심 각해질 수 있죠.

주차장은 다중이용 실내공간이기 때문에 기준을 높여서 공기 질을 관리하는 것이 필요합니다.

주차장도 공기가 깨끗해지려면 공기 순환이 잘 이루어져야 합니다. 주차장은 사각지대가 많아 구석구석의 모든 공기를 한꺼번에 빨아들 이기가 어렵습니다. 공기를 유도하는 팬을 통해 적당한 힘으로 빨아 들여 보내주고, 다시 그 공기를 받아서 다른 쪽으로 보내는 릴레이식 유도 장치들을 활용해 주차장 내부 환기를 할 필요가 있습니다.

숨통이 트이는 환경이란?

공기가 좋다는 건 무슨 뜻일까요?

공기 좋은 곳에서 살면 호흡기 건강 걱정은 없는 것일까요?

물론 대기오염이 심한 대도시보다 나무와 숲이 많은 시골이 더 낫겠지요.

그러나 단순히 먼지가 적다고 해서 무조건 좋은 환경이라고 할 수는 없습니다.

서울에 사는 50대 택시운전기사 K씨는 비염과 기침이 심해 매일 아침 스트레스를 받고 있었습니다.

평소에 콧물도 많이 나고 어떨 땐 숨을 쉬는 것이 답답하게 느껴져 걱정이 커져갔습니다. 점점 탁해지는 도시 공기와 예전 같지 않은 자신의 호흡기 건강 상태가 신경 쓰여 가족들을 설득해 강원도 산 밑에 집을 지어서 이사를 가게 됐습니다. 공기 좋은 시골에 가서 전원생활 하면 증상도 나아지고 기관지도 좋아질 것 같다고 생각했습니다. 그런데 이사 후에 비염과 기관지염이 오히려 더 심해졌습니다. 산속에 있는 나무와 풀로 인한 알레르기 때문이었습니다.

호흡 환경에서 가장 중요한 것은 내 호흡에 악영향을 미치는 원인이 무엇인지 먼저 아는 것입니다. 예를 들어 집에서는 알레르기 비염이나 기관지염이 심했는데, 해외에 나가면 괜찮다고 하는 분들이 많습니다. 그런데 해외에서도 알레르기 질환자가 우리나라보다 적은 것은 아닙니다. 내가 거주하는 환경이 나에게 맞을 수도 있고 그렇지 않을 수도 있는 것이죠. 서울의 심각한 미세먼지 상황은 당연히 호흡기에 안 좋은 영향을 주겠지만 산속의 나무나 꽃가루, 풀 종류에 민감한 알레르기가 있다면 산속 깊은 곳으로 이사를 하는 것이 오히려 상태를 악화시킬 수도 있습니다.

자연적인 환경뿐만 아니라 사회 경제적 환경도 함께 고려해 보는 것도 필요합니다.

태백산골에 들어간다면 도시보다 더 안전할까요? 거기는 또 다른 위험이 있을 수 있겠죠. 눈이 오면 넘어질 수도 있고, 병원에 자주 못 갈 수 있으니 위험성이 오히려 높아질 수도 있는 것이죠.

공기가 맑은 시골이라도 도로포장률이 낮다면 먼지 날리는 시골길에서 슈퍼마켓을 하는 사람이 더 호흡 환경이 좋다고 할 수는 없겠죠.

그래서 내가 지내는 거주 환경의 상황에 맞춰서 대처해가는 것이 필요합니다.

예를 들어 차가 많이 다니는 대로변의 반지하처럼 집안 공기가 안 좋은 상황이라면 초미세먼지까지 촘촘하게 잡을 수 있는 헤파필터와 같은 제품을 써주면 좀 더 도움이 될 수 있겠죠. 주변 환경이 습하다면 곰팡이나 집먼지진드기 등이 번식할 수 있기 때문에 가습기가 아니라 오히려 건조기를 써야겠죠.

무조건 도시의 공기는 좋지 않고, 시골이 좋다는 생각보다는 자신의 호흡에 안 좋은 요인들을 피해서 생활환경을 만들어 가는 것이 숨통이 트이는 환경의 첫걸음입니다. 특히 자신이 어떤 알레르기가 있는지 알아서 원인을 피하는 것이 가장 효과적인 방법이 됩니다. 삼림욕이 좋다고 해서 수목원에 갔는데 갑갑한 기분이 들고 기침이 난다면 나에게 맞지 않는 원인이 있는 것이죠.

알레르기에는 친환경이라는 개념이 별로 의미가 없습니다.
친환경은 인위적인 것이 적게 들어갔다는 것이지 알레르기의 원인이 없다는 것은 아니기 때문입니다.

예를 들어 버드나무숲 속에서 지내는 것은 친환경이 맞지만 자신이 버드나무 알레르기가 있다면 호흡 환경에는 상당히 좋지 못하게 되겠죠. 또 유기농이면 모두 좋다고 생각하기 쉽지만 땅콩 알레르기가 있는데 아무리 값비싼 유기농 땅콩이라도 알레르기 반응은 나타나게 되고, 글루텐 알레르기가 있다면 글루텐이 포함된 밀가루를 안 먹어야 하는데 친환경 밀가루를 먹는다고 해서 증상을 없앨 수 있는 것은 아닙니다. 그래서 가장 중요한 것은 무엇이 나에게 문제가 있는지 알고 그것을 피하는 것이죠. 친환경이다 아니다는 그다음 문제인 것입니다.

치료라는 것이 꼭 약을 먹거나 병원에 가서 조치를 받는 것뿐만이 아니라 나에게 맞는 습관과 생활환경을 만들어가는 것으로 시작될 수 있습니다. 숨통이 트이는 환경이란 어떤 특별한 요소가 있느냐 없느냐가 아니라 나의 체질과 생활 패턴에 잘 맞는 조건이 갖춰지는 것입니다.

거주 지역이 중요한 이유

환경의 질은 곧 삶의 질에 직접적인 영향을 줍니다.

그것이 가장 직접적으로 느껴지는 것이 바로 공기입니다. 도시의 소음공해 이상으로 대기환경의 피해는 점점 더 심각하게 다가오고 있습니다. 한 연구에서는 공기질이 좋은 제주나 일본의 동경에서 사는 것보다 서울 수도권에서 사는 사람들이 대기오염에 의한 평균 수명이 감소한다고 발표했습니다. 대기오염은 오랫동안 누적이 되었을 때 영향을 미치기 때문에 거주지와 호흡기 건강과의 관계는 상당히 밀접한 연관을 가지고 있습니다.

내가 사는 거주지의 공기질에 영향을 미치는 요인은 무엇일까요?

첫째 강과 바닷바람입니다.

뉴욕은 자동차 매연과 수많은 상점들에서 나오는 먼지와 냄새가 상당히 심합니다. 그래도 아침에 공기가 깨끗한 편인데 이유가 있습니다. 바로 바다입니다. 바닷바람이 맨해튼에서 배출되는 막대한 자동차 매연과 미세먼지를 희석시키고 도시 밖으로 불어내서 도시 공기가 일정 수준을 유지할 수 있게 합니다.

바닷바람이 계속 부는 지역이라면 공기가 정체되지 않기 때문에 미세먼지 농도를 훨씬 떨어뜨릴 수 있습니다.

그런데 같은 바닷가라도 지형과 풍향에 따라 공기질은 크게 다를 수 있습니다.

예를 들어 바다와 가까운 부산은 서울보다는 대체적으로 깨끗하죠. 하지만 뒤에 산이 가로막고 있는 일부 지역은 오염물질이 빠져나가지 못하고 정체되는 데드존 현상이 있습니다. 같은 바닷가라도 목포는 인천보다 공기 질이 훨씬 좋습니다. 인구나 공장지대도 적고 중국과의 거리가 비교적 멀기 때문입니다.

둘째는 발생원의 위치입니다.

고속도로 톨게이트 근방의 아파트 단지.

집 앞으로 높은 주상복합 빌딩들이 늘어서 있고, 뒤로는 산이 길게 가로막고 있습니다. 그런데 바람이 집 쪽으로 부는 지역입니다.

톨게이트에서는 자동차들이 가고 서기를 반복하면서 미세먼지가 심하게 발생합니다. 바람이 이 먼지들을 이끌고 불어오다가 산에 가로막히는데, 다시 큰 빌딩들이 나가는 것을 막아서 사람들이 사는 집 주변에 정체하게 됩니다. 그래서 이 지역은 뒤에 산이 있고 근처에 하천이 흘러 상쾌함이 느껴질 수 있지만 그러한 기분과 실제 공기질은 다를 수밖에 없습니다.

수도권에서 10년 이상 미세먼지 위험지구로 지정되는 곳들은 대부분 이처럼 근처 발생원이 배출되지 못하고 정체되어 있는 곳입니다.

셋째 건물 배열 구조도 영향을 미칩니다.
바람은 끊임없이 흐르면서 산소를 전달하고 더러운 물질을 걷어 내주는 자연의 공기청정기입니다. 그런데 일부 거주지에서는 무질서하게 세워진 빌딩과 아파트, 복잡한 도로구조로 인해 바람길이 막혀 자유롭게 다닐 수 없습니다. 이렇게 바람이 빌딩의 숲에 갇히면 공기가 순환하지 못해 오염 물질이 계속해서 쌓이고, 기온도 올라가게 됩니다.

공기가 원활하게 흐르고 데드존이 형성되지 않는 거주지의 조건은 무엇일까요?
고층의 아파트는 바람길이라는 건물과 건물 사이의 공간이 충분히 확보되어 있는지를 확인해 보는 것이 필요합니다. 바람이 통과하는 길이 있어서 주변의 산과 숲에서 불어오는 공기가 잘 통하는 지역이 호흡 환경에 좋다고 볼 수 있습니다. 해가 잘 들지 않는 저층의 밀집된 주거지역의 경우는 공기 흐름이 막히게 될 수 있습니다. 또 고층 건물이 너무 빽빽하게 집중되어 있어도 바람길이 형성되지 못해 지역 내 공기가 머무르게 되고, 주변에 오염물질의 발생원까지 존재한다면 공기 질은 지속적으로 악화되기도 합니다.

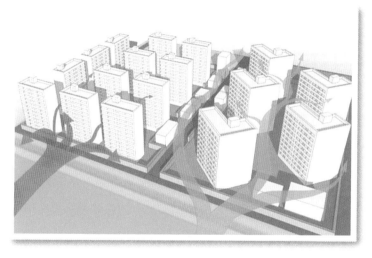

바람이 빌딩 숲에 갇히면 공기가 순환하지 못해 지속적으로 악화될 수 있다

넷째 대체적으로 인구 밀집에 비례해서 미세먼지 배출량도 늘어납니다.

좁은 지역에서 많은 사람들이 연료를 쓰게 되면 미세먼지 농도 역시 높아지게 되죠. 인구밀도가 낮아지면 일반적으로 발생원도 그만큼 줄어들게 됩니다. 호주의 경우 굴뚝 산업이 적고 인구밀도가 워낙 낮으며, 미국과 일본의 경우는 배출되는 유해가스는 많지만 상대적으로 인구밀도가 낮은 것이 1인 당 미세먼지 노출량이 적은 조건이 됩니다. 국토 면적이 넓은 나라들과 비교하면 한국의 아파트 위주의 주거형태가 매우 답답함을 알 수 있습니다. 높은 인구밀도로 인하여 한정된 면적에서 거주 단지를 구성하는 여건 때문에 열섬현상과 낮은 녹지율, 그리고 각종 미세먼지 발생원까지 더해져 심각한 공기질의 저하를 가져오게 됩니다.

마지막으로 녹지율이 일정 수준 유지되는 환경이 좋습니다. 기본적으로 도시는 30% 정도의 녹지를 갖춰 놓을 필요가 있습니다. 그래야 자연적으로 발생하는 신선한 공기가 원활하게 뒤섞일 수 있기 때문이죠. 거주지 주변 역시 녹지율이 30% 이상은 되어야 거주자들의 호흡 건강에 도움이 되는 것으로 알려져 있습니다. 서울은 북한산, 청계산, 대모산, 남산 등을 제외하면 녹지공간은 상당히 부족한 콘크리트 도시에 가깝습니다. 내가 거주하고자 하는 지역의 녹지율이 기본적으로 1/3 정도를 유지하는 곳이라야 깨끗한 호흡을 하기에 더욱 알맞은 환경이 됩니다.

우리 집 주변의 발생원을 제대로 알자

20대 중반의 젊은 여성 한 분이 옷 가게를 시작했습니다. 그런데 그곳은 교통량이 상당히 많고 상습적인 정체가 발생하는 도로에 인접해 있었습니다. 가게와 집을 같은 건물 위 아래층으로 사용하고 있었죠. 바깥 창틀을 티슈로 닦아내면 시커먼 먼지가 매일 묻어 나왔습니다. 오거리 대로변 집과 가게에서 12년 동안 거주하면서 바깥공기에 무방비로 노출되었고, 평소 건강하게 지내는 편이었지만 점차 호흡기 질환이 생기더니, 흡연도 하지 않았지만 결국 폐암으로 사망하게 되었습니다.

미세먼지는 광범위하면서도 국지적인 성격도 가지고 있습니다.
같은 도시라도 공장시설, 도로상황, 인구밀도, 바람길 등에 따라 공기질이 크게 차이가 날 수 있습니다. 한 대학에서 주거지역과 대기질의 관계를 조사해보니 같은 수도권이라도 공기질의 차이가 상당히 난다는 것을 입증하기도 했습니다.

미세먼지 대책은 결국 발생원의 문제입니다.
거주하고 있거나 거주하려는 지역의 미세먼지 발생원은 무엇인지 확인해 보는 것이 필요하죠.

미세먼지를 자신의 거주 지표 중 하나로 삼는다면 공개된 장기간의 대기질 측정기록을 보고 미세먼지 농도가 어떤 수준인지 확인하고 선택하는 것이 좋습니다.

주변에 특정한 미세먼지 발생원이 존재하는지 확인해보고, 존재한다면 그 지역의 주요 풍향이 어느 쪽인가 확인해서 발생원으로부터 얼마나 영향이 있게 되는지 고려해 보는 것도 필요합니다.

중소형 공장 지대, 차량이 많은 정체구역, 도로 포장이 잘 안된 곳, 도로청소 상태와 소각장, 하수처리장 등 환경시설 역시 중요한 발생원이 될 수 있습니다.

예전부터 화력발전소, 시멘트 공장이나 레미콘 공장 근처에 거주했던 분들이 암이 많이 발생하는 현상도 분명 있어왔습니다.

최근 문제가 되는 석면 폐광산은 관리가 잘 되질 않아 주변 거주자들이 암이 발병하는 경우가 종종 있다고 합니다. 석면은 예전에 건축자재로 많이 사용되었습니다.

오래 전에 지어진 집들 중에 석면이 들어있는 자재가 사용된 집에 거주하고 있다면 폐암 발병률은 높아질 수 있습니다.

현재 우리나라에서 석면의 사용은 금지되어서 규제가 생긴 이후로

지은 건물은 문제가 없지만 오히려 오래된 건물을 철거하는 현장에서 일하시는 분들은 주의해야 합니다.

　공기가 맑은 시골에서 담배도 안 피우고 규칙적으로 생활하시는 분들도 심각한 폐질환에 걸리기도 합니다. 특히 폐암을 일으키는 중요 원인 중에 하나가 라돈이라는 물질입니다. 우리나라의 폐암 사망자의 10% 정도가 라돈이 원인일 것이라고 추정하고 있습니다. 라돈은 주로 흙에서 발생해 공기 중으로 퍼지는 자연 방사선 물질입니다.

　라돈이 어떻게 집안으로 들어오게 될까요. 바로 집안의 틈새입니다. 주로 지반이 갈라져 있거나 방바닥의 갈라진 틈새로 연기처럼 새어 들어오게 됩니다. 토양에 존재하기 때문에 지하수로 녹아들어 갈 수 있고, 건축자재에도 함유될 수 있어서 실내 환경 곳곳에 존재하는 물질입니다.

　문제는 높아진 라돈 농도가 얼마나 오래 정체되느냐입니다. 실외에서는 존재하다가도 바람에 의해 날아가지만, 실내에 들어온 라돈은 환기가 안 되면 농축됩니다. 그래서 적절한 환기와 함께 갈라진 집바닥 틈새가 있다면 보강제로 막기만 해도 라돈의 피해는 상당 부분 차단할 수 있습니다.

5장

원인을 알면 답이 보인다

°사례 환자의 신상 보호를 위해 이름, 지역명 등 몇 가지 정보는 수정되었음을 알립니다.

미세먼지는
생각보다 훨씬 더 위험했습니다

_전연숙씨(49세, 여)

올봄에 지인분이 자신이 하는 노점 가게를 봐주지 않겠냐고 제안을 하더군요. 벚꽃축제가 5일 동안 이어지는 목 좋은 상권이라 용돈도 벌고 벚꽃축제도 즐기는 일석이조라고 생각해서 나가게 되었습니다.

그렇게 축제 기간에 길거리에서 닭꼬치를 만들어 파는 일을 하게 됐습니다. 하지만 제가 간과 한 것이 있었습니다. 바로 미세먼지였습니다. 이 기간 동안 미세먼지가 심해서 주의보가 내린 날이 이어졌는데. 이틀 동안은 기침만 간간이 나오고 크게 불편하지 않았습니다. 마스크를 쓰고 일하자니 말하기도 힘들고 사람들 시선도 좋아 보이지 않아 그냥 일을 했습니다. 음식을 파는 일이다 보니 마스크를 쓰면 손님을 대하기도 어렵고, 내가 무슨 병이 있나라고 오해를 살까봐 일부러 사용하지 않은 것이죠.

행사 넷째 날 아침 하늘은 희뿌연 회색빛이었고, 오전 내내 바람이 심하게 불었습니다. 다른 상점들을 보니 장사를 계속하는 걸 보고 저도 그러려니 하고 저녁 장사를 준비하고 있을 때였습니다.

갑자기 기침이 호흡곤란이 올 정도로 심하게 나와서 한 손으로 입을 막고 옆에 있는 조리용 기구를 붙잡았습니다. 숨을 내쉬고 싶어도 가슴이 꽉 막혀있는 느낌이 들었습니다. 그러다 급하게 숨이 차올라

몸이 앞으로 고꾸라져서 주저앉았습니다. 일어나려고 해도 다리에 힘이 풀리고 머리가 빙빙 돌더군요. 이대로 숨을 못 쉬어서 죽는 건 아닌가 덜컥 겁이 났었습니다. 지나다니는 사람이 없었다면 어디에 전화도 하지 못할 상황이었습니다.

지금 생각하면 아찔합니다. 평소에 환절기가 되면 기침을 오래 하기는 했지만 이번처럼 심한 건 처음이었습니다. 방금 전까지 음식을 만들다가 갑자기 응급실 천장을 보며 누워있자니 집에 있는 딸아이가 생각나 눈물이 흘렀습니다. 응급처치를 받고 나서야 숨을 쉬는 게 약간 편해졌습니다. 병원에서는 폐활량과 알레르기 검사를 권하더군요. 다음날 호흡기내과 진료를 보고 알레르기 천식에 의한 급성발작이라는 진단을 받았습니다. 천식 증상에 심한 미세먼지가 겹치면서 급성 발작이 온 것이었습니다. 원래 매년 환절기에 기침이 있었지만 심하지 않아서 감기약 정도만 먹고 넘어갔습니다. 평범한 주부였던 저는 용돈도 벌면서 축제도 즐기는 일석이조일거라는 생각만 했는데, 천식이 있는지도, 미세먼지에 대처하는 방법도 모르고 그동안 내 몸에 대해 너무 무심했구나 하는 후회가 들었습니다.

호흡이 10년을 더 살게 한다

지금은 약도 먹고 흡입제도 사용하면서 증상이 안정되었지만, 흡입기는 계속 정기적으로 사용하면서 외래진료를 다니고 있습니다. 미세먼지가 이렇게 위험할 수 있다는 것을 실감한 이후로는 미세먼지 주의보가 내리면 반드시 마스크도 착용하고 다닙니다. 또다시 미세먼지에 노출이 되면 천식 발작이 일어날 수 있기 때문에 그 부분은 철저히 지키고 있습니다.

COPD,
정말 단 한 번도 생각하지 않았습니다

_김상엽 (55세, 남)

저는 서울에서 택시기사 일을 30년 가까이 해왔습니다. 평소에 알레르기 비염이 심해서 콧물도 많이 나고 왕왕 숨도 답답하게 느껴졌습니다. 증상이 심하면 약국에서 알레르기 약을 사 먹고, 그러면 좀 좋아졌다가 다시 나빠지는 것을 반복했습니다. 흔히 얘기하듯이 공기 안 좋은 도시에 오래 사니까 더 심해지는 것 같았습니다. 나이가 들어가면서 호흡기 건강도 걱정되고 기관지에도 안 좋은 것 같아 가족들과 함께 강원도 홍천의 동생 집 근처로 이사를 했습니다.

처음엔 너무 좋았습니다. 숨 쉴 때도 훨씬 편한 기분이 느껴졌습니다. 이사 오길 잘했다는 생각이 들었죠. 그런데 정확히 어느 시점인지 모르겠지만 눈물과 콧물이 심해졌습니다. 비염이 있다는 건 알고 있었지만 산골에 이사 온 후에 오히려 심해지는 건 좀 이상했습니다. 산에 오를 땐 숨이 가쁘고, 목이 따끔거리면서 가래가 많이 나왔는데, 막연히 담배를 피우기 때문이라고 생각했습니다. 그런데 점점 가래 양이 늘더니 어떨 때는 누렇게 나오기도 했습니다. 다른 사람들과 함께 산 중턱까지만 올라도 자꾸 못 따라가고 처지게 되는 제 자신을 발견하고 정상적이지 않다는 것을 알게 되었습니다.

호흡이 10년을 더 살게 한다

평상시 걸어 다니는 것은 괜찮았지만 좀 흥분을 하거나 계단이나 산을 오르면 목 끝까지 숨이 차고 가슴이 조여 오는 듯한 통증까지 생겼습니다. 불안한 마음에 인터넷을 찾아보니 협심증 같은 심장질환을 의심해보라고 적혀 있었습니다. 그래서 처음에 병원을 찾게 된 것은 심장질환이 아닐까 싶어서였습니다.

그런데 병원에 가서 막상 검사를 해보니 알레르기 기관지염과 COPD가 있다는 진단을 받았습니다. 사실 저는 COPD라는 병명조차 몰랐습니다. 알레르기 비염이 있는 건 알고 있었으니 알레르기 기관지염은 그러려니 했지만 COPD 증상에 대해서는 나이가 들면서 생기는 자연적인 현상이라고만 여겼습니다.

알레르기 피부반응 검사를 했는데 특히 나무와 풀 종류에서 알레르기가 심했습니다. 심한 알레르기와 COPD가 같이 있는 경우 증상과 겹치게 되면서 호흡곤란이 오고 더 악화가 될 수 있다고 했습니다.

알레르기 기관지염이 심하면 감귤이나 버섯 농사하시는 분들도 포기하는 경우도 종종 있다고 하더군요. 아무리 산 좋고 물 맑은 시골이라도 알레르기의 원인이 있는 곳이라면 호흡기 질환에 걸릴 수 있게 된다는 것을 처음 알게 됐습니다.

COPD라는 것은 폐기능이 떨어져 있기 때문에 원래대로 회복이 되지 않는다고 했습니다. 제게 남은 폐기능은 이미 절반 정도 수준 밖에 되지 않았습니다. 한번 발병이 되면 매년 조금씩 나빠진다고 하니 두려움이 먼저 몰려왔습니다. COPD를 진단받고 처음에는 나도 만성 폐질환자가 된 것인가 하고 상당히 우울했습니다. 가슴이 답답하게 조여 오는 느낌이 들 때면 무섭고 활발했던 예전 성격이 자꾸 바뀌는 것 같아 스스로 위축이 되는 기분이었습니다. 그러나 꾸준히 외래진료와 호흡기 약물치료를 하면 더 이상 나빠지는 것을 막을 수 있다는 것을 알고 조금이라도 빨리 진단하게 된 것이 오히려 다행이라는 생각이 들었습니다. 만약 증상을 그냥 지나치고 살았다면 폐기능은 완전히 떨어질 수 있었다고 합니다. 조기에 발견하면 일상생활을 하는데 크게 문제가 없다고 해서 그나마 안심할 수 있었습니다.

 생활도 제 체질에 맞게 환경을 조절했습니다.
 바로 금연을 시작했고 기관지 확장 흡입제로 증상을 낮춰서 지금은 기침과 호흡곤란은 거의 나타나지 않습니다.
 안 움직일수록 근육이 약해지고 숨 쉬는 기능도 점점 나빠지게 된다고 해서 자꾸 많이 움직이고 사회생활도 계속 이어가고 있습니다.

호흡이 10년을 더 살게 한다

이제는 잠도 잘 오고 몸도 가벼운 기분이 듭니다. 속담에 "걸으면 살고 누우면 죽는다"라는 말이 있듯이 하루라도 안 걸으면 몸이 찌뿌둥합니다.

알레르기를 일으킬 수 있는 깊은 산이나 수풀은 피하고 실내 운동장에서 무리가 가지 않는 정도로 운동을 꾸준히 하고 있습니다.

지금은 약물 치료와 환경 관리를 통해 예전보다 훨씬 편안한 생활을 하게 되었습니다.

역시 아는 것이 힘이라는 말이 맞는 것 같습니다.

결핵으로 사망에 이른 남자친구가
남기고 간 것

_차혜선씨(28세, 여)

대학원에 다니고 있던 저는 학교와 집에서 대부분의 시간을 보내는 평범한 학생이었습니다.

작년 봄에 원인 모를 기침이 한 달 정도 이어졌습니다. 성인이 된 후 감기 한번 걸린 적이 없을 정도로 건강을 자신하며 지냈는데, 심한 기침과 함께 짙은 가래가 계속됐습니다. 기침을 오래 하면서 몸이 늘어지고 체중도 빠지는 것 같았습니다. 약국에서 기침약을 사 먹었지만 아무리 생각해도 감기는 아닌 것 같아 병원을 찾았습니다. 엑스레이를 찍어보니 의사선생님이 결핵이 의심된다고 했습니다. 설마 하는 마음으로 객담 검사를 했는데 역시 결핵균이 나왔습니다. 상당히 불쾌한 기분이 들었지만 결핵약을 6개월 정도 잘 먹으면 대부분 완치 된다고 해서 빠트리지 않고 정말 열심히 챙겨 먹었습니다.

그런데 두 달이 지났는데도 증상은 나아지지 않았습니다. 병원에서는 엑스레이 사진으로도 별로 호전이 안 보인다고 했습니다. 의사 선생님은 저에게 일반적인 결핵이 아니고 다재내성결핵이라고 했습니다. 흔히 1차 약이라고 불리는 4가지 결핵약 중 두 가지 약에 내성을 보인다는 이야기였습니다. 그때는 제가 살아온 인생에서 가장 큰 위기라고 느껴질 정도였습니다. 내가 왜 이런 병을 겪어야 하나 내가 뭔가 잘 못 살아온 건가라는 생각이 들었지만 한편으로 강해지자 이겨내자는 마음을 다잡고자 했습니다.

    의사 선생님도 제가 결핵에 걸린 적도 없고, 다재내성결핵이 흔한 것도 아닌데, 왜 처음 생긴 결핵이 다제내성 결핵일까 의아해했습니다.

    의사선생님 말을 듣고 있자니 예전에 만났던 남자친구가 생각났습니다. 일주일에 한두 번 정도 만나며 일상적인 만남을 가졌고 그 친구의 집에도 종종 가게 되었습니다. 우연히 그 친구는 전에 결핵에 걸린 일이 있었는데 6개월간 약을 먹으라는 말을 들었고, 자기는 3개월 만에 완치되었다는 이야기를 한 적이 있었습니다. 그때는 그런 줄로만 알고 넘겼는데, 지금 생각해 보면 결핵을 진단받고도 제대로 치료를 이어가지 않았던 것이었습니다. 결핵약은 최소 6개월을 먹어야 완치가 된다고 합니다. 그런데 그 친구는 증상이 좀 나아지자 임의로 중단했던 것입니다. 완전히 결핵균이 없어지지 않은 상태에서 약을 중단했다면 남아 있던 결핵균들이 내성이 생겨 더 독한 균으로 변했을 것이라고 했습니다. 저나 그 친구나 결핵은 이제 거의 사라진 병이라고 생각했고, 약으로 금세 치료가 되는 줄로만 알아서 당시에는 적당히 생각하고 넘어갔었던 것이 실수였습니다.

결핵균은 공기 중이나 침을 통해 쉽게 전파가 될 수 있다고 합니다. 같은 공간에서 함께 지냈던 시간이 많았기 때문에 여자친구였던 저에게 옮겨왔던 것입니다. 나중에 알게 된 사실이지만 그 친구는 젊은 나이에 숨을 거두게 되었습니다. 결핵으로 죽는다는 건 옛날 얘기인 줄만 알았는데, 실제로 사망까지 이를 수 있다는 것이 너무나 충격적으로 느껴졌습니다.

다재내성결핵 치료를 위해서는 독한 약을 더 오랫동안 먹어야 했습니다. 결핵 후유증으로 생긴 폐에 있는 큰 구멍도 수술로 잘라내야 치료 효과가 좋다고 했습니다.

의사선생님의 권유대로 수술도 함께 받았고 2차 결핵약을 1년 반정도 복용했습니다. 지금은 다행히 완치 판정을 받고 회사에 다니며 일상생활에도 아무 문제없이 지내고 있지만, 간혹 나도 그때 제대로 치료받지 않았다면 그 친구처럼 목숨을 잃었을 수도 있었겠구나라는 생각에 아직도 소름이 돋습니다. 현재의 평범한 삶이 너무 소중하게 느껴집니다.

5번의 암 수술,
포기하지 않으면 희망은 있습니다

_이선구씨(69세, 남)

재작년 겨울에 또다시 병원에 입원했습니다. 당시에는 매년 반복되는 연중행사였습니다. 젊은 시절부터 피워온 담배가 또다시 암을 일으킨 것입니다.

트럭운전 일을 하던 저는 62세가 되던 해 음식이 잘 넘어가지 않고 소화도 안 되는 것 같아 위내시경을 받기로 했습니다. 그 결과 뜻밖에 식도암 진단을 받았습니다. 담배가 원인일 것이라고 했습니다. 흡연 때문에 폐암이 생긴다는 것은 알고 있었지만 식도암이 생기는 줄은 몰랐습니다.

그제야 알게 됐지만 폐보다 흡연에 더 큰 영향을 받는 것이 식도와 구강이었습니다.

다행히 다른 곳으로 전이가 되지는 않아서 수술을 받고 얼마 후 다시 정상생활로 돌아올 수 있었습니다.

수술 후 담배는 끊었습니다. 혹시 재발을 하지 않을까 걱정이 되어 6개월마다 흉부 CT도 찍었습니다. 1년 즈음 지났을 무렵 식도암 재발 검사를 위한 흉부 CT에서는 식도는 별문제가 없었으나 이번엔 폐에서 두 개의 결절이 발견됐습니다. 의사는 폐암이 의심된다고 하였습니다. 담배가 이렇게 무서운 거였구나 하는 두려움이 들었습니다.

의사는 예전 수술법 보다 폐의 작은 부분을 절제하는 구역 절제술을 권했습니다. 두 군데를 수술해야 하기 때문에 고전적인 방법인 폐엽절제술이라는 것은 수술이 잘 되더라도 폐활량이 너무 줄어들어 나중에 숨이 찰 수 있는 가능성이 크다고 했습니다. 더 작은 부위만 제거할 수 있는 구역절제술은 폐기능을 최대한 보존하기 위한 새로운 수술법이었습니다. 다행히 두 개 모두 조기에 발견이 돼서 최소한의 부위를 제거할 수 있었습니다. 수술 후 호흡이 힘든 증상은 거의 느껴지지 않았고 생활하는데 불편함이 없었습니다. 제가 가진 폐기능의 5-10% 밖에 감소가 되지 않았다고 합니다.

폐 수술 후에도 추적 관찰을 위해 정기적으로 CT를 촬영하며 지냈습니다. 그리고 67세가 되던 해에 또다시 새로운 두 개의 폐결절이 발견되었습니다. 그래서 왜 내가 또 폐암이 생겼냐고 의사에게 큰 소리로 따져 물었습니다. 사실 그때 제 마음은 심각한 상태가 될 수 있다는 걸 어림짐작하고 있었지만 이 지경이 되기까지 방치해온 제 자신에게 너무 화가 났기 때문입니다. 담배를 끊은 지 5년이 지났지만 40년 넘게 누적된 상태가 이렇게 저를 만든 것입니다. 어차피 이대로 얼마나 더 살 수 있겠나 하는 생각이 들어 치료를 그만둘지 심각하게

호흡이 10년을 더 살게 한다

고민했습니다. 그동안 옆에서 지켜봐 주고 제가 살아있다는 것에 고마워하는 가족들이 있었기에 포기하지는 않았습니다. 다시 두 군데 결절을 수술로 제거하였고 역시 폐암으로 확진되었습니다. 결론적으로 저는 5년 동안 5개의 암이 발생했습니다. 하지만 다행히 모두 조기에 발견하였고, 성공적으로 수술을 받아 7년 째 별 탈 없이 지내고 있는 상태입니다.

어떻게 보면 저는 로또 1등을 맞은 것보다 더 운이 좋았다고 생각합니다.

새로 생긴 암의 경우 빠른 시기에 발견하고 치료를 한다면 상당히 좋은 예후를 기대할 수 있었습니다. 만약 세 차례의 암 수술 후 또다시 폐암이 생겼을 때 좌절하고 수술을 포기했다면 지금 저는 이 세상에 없었을 겁니다. 하지만 포기하지 않고 의사의 권유대로 치료를 받아서 다시 새 인생을 살 수 있었습니다. 예전에는 폐암 수술을 하면 가슴을 열어야 했고 제거하는 부위가 커서 숨이 차는 증상이 나타나 생활하는데 불편함이 컸다고 합니다. 이제는 폐암이 생겨도 흉강경으로 최소한의 부위만 절제가 가능해서 폐기능을 유지할 수 있었던 것도 여러 차례 폐 수술을 견디면서 이어가는데 큰 도움이 되었습니다.

언제 어디에 나타날지 예측이 안 되는 것이 암, 빨리 발견하고 치료한 것이 천만다행입니다. 혹시 암 진단을 받으신 분들이 있다면 저 같은 사람도 있다는 것에 희망을 갖고 포기하는 일이 없었으면 합니다. 포기하지 않으면 희망은 있습니다.

기관지를 건강하게 만드는 밥상

미세먼지는 한번 몸속에 들어가게 되면 자연적으로 배출되지 않고 축적되기 때문에 위험성이 큽니다. 또한 아직까지 미세먼지를 배출한다고 밝혀진 음식이나 약물도 없습니다. 조금이라도 미세먼지를 내 몸 안에서 정화시키는데 도움을 주거나 기관지 염증을 낮추는 것이 생활 속에서 실천할 수 있는 실효성 있는 방법입니다.

미세먼지는 호흡기를 통해 들어와서 몸 안에 축적되기 때문에 음식이 소화되는 경로와 다릅니다. 그래서 항간에 널리 알려진 한두 가지 음식으로 효과를 보기가 어렵습니다. 중요한 것은 우리 몸의 자정작용을 돕는 것입니다.

미세먼지 속의 유해물질을 희석하고 중화시키기 위해 평소 충분히 수분을 섭취하고, 중금속과 독성 물질을 해독할 수 있도록 과일과 채소를 통해 섬유질과 항산화 물질을 섭취하는 것이 좋습니다. 세균과 바이러스에 저항력을 강화하기 위해서는 살코기나 생선 두부 등 단백질이 많은 음식들을 매일 빼놓지 말고 섭취하는 식습관이 필요합니다.

도라지즙, 배즙, 해조류 모두 기관지 건강과 염증 방지에 효과가 있는 음식이라고 알려져 있습니다.

도라지와 배는 폴리페놀 성분의 항산화 물질이 풍부하여 염증을 방지하고 기관지를 포함한 신체의 세포 손상을 막아주는 성분이 많이 들어있습니다. 다만 이러한 폴리페놀 성분은 변색되지 않은 신선한 상태로 먹었을 때 효과가 크기 때문에 즙이나 진액보다는 생재료를 그대로 먹는 것이 좋습니다.

음식으로 중금속을 완전하게 배출할 수는 없지만 불용성 섬유소가 많은 질긴 채소류, 펙틴 등 수용성 섬유소가 많은 과일류, 점액 다당류 물질이 풍부해서 배설을 원활하게 하는 데에 도움이 되는 해조류와 마, 연근 등 뿌리채소 등이 자정효과가 뛰어난 것으로 알려져 있습니다.

천식, 기관지염, 비염, 기침 등이 있다면 호흡기의 면역력을 올리고 염증을 가라앉히는 데에 도움이 되는 사포닌 성분이 풍부한 뿌리채소류(더덕, 도라지, 인삼 등)이 좋습니다. 저온으로 오랫동안 서서히 끓여서 연하게 물처럼 꾸준히 먹으면 고온조리나 고압추출방식에 비해 영양성분 손상이 적고, 수분을 충분하게 섭취해야 하는 상기도 질환에 효과적인 음식이 될 수 있습니다.

과식을 하면 소화과정에서 우리 몸이 처리할 수 없을 정도로 불필요하게 많은 대사 노폐물과 활성산소를 만들어서 정상세포를 손상시켜 노화와 질병의 원인으로 작용할 수 있습니다. 또한 배가 너무 부르면 복부팽만으로 폐가 눌려 과호흡을 유발하기도 하는데, 특히 폐 기능이 좋지 않은 분들에게 호흡곤란을 불러올 수도 있게 됩니다. 따라서 한 번에 과식을 하지 않고 소량으로 나누어 식사를 하는 것이 폐 건강도 좋습니다.

천천히 먹으면 입안의 침에 의해 충분히 분해가 이루어지고 소화기관으로 넘어가기 때문에 위나 장의 부담을 줄일 수 있습니다. 빨리 섭취하거나 덜 소화된 음식이 곧바로 유입되면 위나 장에 혈액이 집중돼서 폐와 뇌를 포함한 다른 장기에 혈액이 원활히 공급되는 것을 방해하므로 전신 건강에 전반적으로 좋지 않습니다.

김치, 된장 등 발효식품의 유익한 균을 섭취하면 장 내 유해균의 번식을 막고 장 세포의 건강을 도와 장에서 면역세포를 생성하는 데 효과적으로 작용합니다. 그렇게 몸의 항상성이 좋아지면 호흡기 감염 예방에도 도움이 될 수 있습니다.

마늘의 경우 알리신 함량이 높아 면역력 증진에 도움이 된다는 연구가 있습니다.

　다만 김치의 유산균, 마늘의 알리신 모두 열에 약하므로 가급적 고온 조리는 피하는 것이 더욱 효과적입니다.

집에서 간편하게 따라 하는 호흡 운동법

호흡과 관련된 운동은 전신운동이 가장 좋습니다. 호흡은 단순히 가슴 근육뿐만 아니라 전신의 근육을 활용할 때 더욱 원활하게 할 수 있습니다. 그래서 호흡에 도움이 되는 운동은 충분한 걷기와 스트레칭 등 전신 운동과 함께 하는 것이 훨씬 도움이 됩니다.

그런데 폐 자체에는 근육이 없습니다. 호흡은 폐가 하지만 호흡을 시켜주는 것은 호흡근입니다. 스스로 커졌다 줄어들 수 없는 것이죠. 폐가 좀 더 효율적으로 움직이려면 폐 주변 근육을 함께 단련하는 운동이 함께 필요합니다. 다른 근육과 마찬가지로 호흡근육도 사용하지 않으면 쇠퇴하기 때문입니다.

말씀드렸듯이 폐가 완전히 성장하면 폐활량은 더 이상 늘어나지 않습니다. 그러나 가슴 주변의 호흡 근육을 단련시키면 호흡의 효율성을 늘릴 수 있게 됩니다.

산소탱크의 크기는 같지만 그 안에 사용하지 않던 공간을 채울 수 있게 되는 것처럼 호흡 능력도 좀 더 나아지게 됩니다.

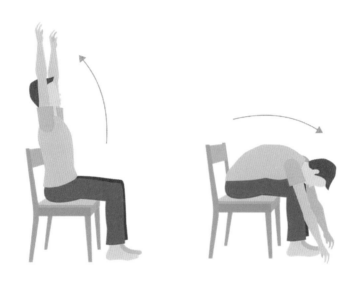

어깨 운동을 이용한 가슴 운동

❶ 등을 곧게 펴고 숨을 깊이 들이 마시면서 양팔을 위로 뻗어 가슴을
　팽창시킨다.

❷ 숨을 내쉬면서 양 손을 발목까지 내리며 천천히 끝까지 내쉰다.

　　　　　　　　　　　　　　　　　호흡이 10년을 더 살게 한다

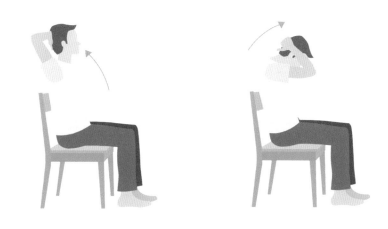

가슴근육 스트레칭을 이용한 호흡근 단련 운동

❶ 숨을 깊이 들이 마시면서 가슴 근육을 넓게 편다.

❷ 양 팔꿈치를 앞으로 끌어모으며 천천히 끝까지 내쉰다.

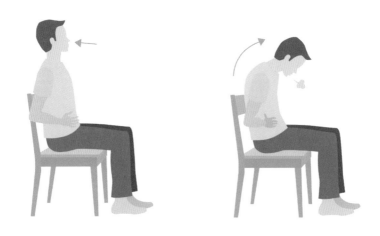

몸통 기울이기를 이용한 호흡근 운동

❶ 양손을 옆구리에 대고 가슴을 펴면서 숨을 깊게 들이마신다.

❷ 동그랗게 입술을 모은 후 가슴을 안으로 움츠리면서 천천히 길게
 내쉰다.

호흡이 10년을 더 살게 한다

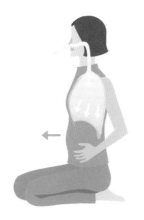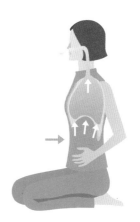

횡격막을 충분히 활용하는 호흡법으로
몸에 들어 온 산소를 더욱 효율적으로 사용할 수 있게 된다

❶ 들이 쉴 때 가슴 근육이 먼저 올라오고 횡격막이 아래로 내려가면
서 배 근육이 나온다. 흉부와 복부 사이에 있는 횡격막을 잘 움직
일 수 있다면 훨씬 안정된 호흡이 가능해 진다.

❷ 깊이 들이 쉬고 멈추었다가 천천히 내뱉는 동작을 반복함으로써
횡격막이 단련되고 폐에 고여 있던 공기가 드나들 수 있게 한다.

숨을 쉴 때는 두 가지 근육을 사용합니다. 들이쉴 때 가슴 근육이 먼저 올라오고 횡격막이 아래로 내려가면서 배 근육이 나오게 됩니다. 특히 흉부와 복부 사이에 있는 횡격막을 잘 움직일 수 있다면 훨씬 편안하고 안정된 호흡이 가능해집니다. 복식호흡이나 단전호흡도 실제로 배로 호흡을 하는 것이 아니라 횡격막을 유연하게 해서 의도적으로 깊이 숨을 쉴 수 있게 하려는 것입니다.

깊이 숨을 들이쉬고 멈추었다가 천천히 내뱉는 동작을 반복함으로써 횡격막이 단련되고 폐에 고여 있던 공기가 원활하게 드나들 수 있게 합니다.

현대인들은 스트레스와 긴장된 상태에서 많은 시간을 보내고 있기 때문에 교감신경계가 항진되어 있는 경우가 많습니다. 자율신경계는 교감신경과 부교감신경이 균형을 이루어야 하는데, 횡격막을 충분히 활용하는 호흡을 활용하면 자율신경계의 균형을 맞추고 심리적으로도 이완되고 안정된 호흡을 하는데 도움이 됩니다.

정밀의학으로 새로운 치료의 길을 찾는다

얼마 전 할리우드 배우 안젤리나 졸리가 유전자 검사를 통해 자신도 가족력에 따라 유방암이 잘 생길 수 있는 유전자를 가지고 있다는 것을 확인하고 미연에 방지하기 위해 양쪽 가슴을 절제하는 수술을 받아서 화제가 되었습니다. 이를 계기로 우리나라에서도 질병에 대해 선제적으로 대응하는 유전자 검사가 주목받기도 했습니다.

이러한 맥락에서 최근에는 질병 자체보다 개인에게 치료를 맞춘 정밀의학의 개념이 가시화되고 있습니다. 20세기 의학은 증상과 검사 결과에 따라 교과서적으로 진단하고 질병을 치료한다는 관점이었습니다. 엄밀히 말하면 환자 자체를 치료한다기보다 질환을 치료한다는 개념이었습니다.

그런데 이렇게 정해진 가이드라인에 모든 환자를 맞추다 보면 각기 다르게 나타나는 치료 결과에 효과적으로 대응하기가 어려웠습니다.

예를 들면 똑같은 COPD를 가지고 있지만 사람마다 약의 효과가 상당히 다르게 나타나기도 합니다. 각자 몸 상태와 증상의 정도가 다르고, 타고난 유전적 기질도 너무나 다양하기 때문에 개개인의 특성을 종합적으로 고려한 치료의 필요성으로 등장한 것이 정밀의학입니다.

지금까지는 기계적으로 환자를 발견하고 치료하는 집단검진 방식이 주류를 이루었다면, 이제는 한 사람이 가진 유전자와 살아온 생활습관, 가족력, 생활환경 등을 종합하고 세분화해서 개인에게 최적화된 맞춤 치료가 중요해진 것입니다.

호흡기내과에서도 이미 만성폐쇄성폐질환 환자라고 해서 일괄적인 방법으로 치료하는 것이 아니라 알레르기 소인이 있는지, 다른 질환으로 이어질 가능성은 있는지, 진단을 세분화해서 진료하고 있습니다. 한 사람 한 사람이 진단과 치료의 유일한 케이스가 됩니다. 예전에는 '이 질환은 어떻게 치료하게 되나요'라고 물었다면 이제는 '저는 어떻게 치료해요'라고 묻는 개념으로 바뀌고 있는 것이죠.

가장 연구가 활발한 분야가 폐암입니다.
이제 폐암은 동일한 종류의 암을 가진 사람이라도 같은 약물의 항암제를 사용하는 것이 아니라 유전적인 영향인지 환경적인 영향인지, 흡연의 영향력, 유전자의 돌연변이 등 환자가 가진 조건에 따라 항암제, 표적치료제, 면역치료제 등 그에 따른 맞춤형 치료를 하는 것이 효과적이라고 봅니다.

현재까지의 항암 치료는 암의 종류에 따라 정해진 항암제를 처방하고 있습니다. 그러다 보니 어떤 환자에게는 치료 효과가 나타나지만 어떤 환자에게는 효과가 거의 없기도 하고, 오히려 부작용이 심각해지는 경우도 많습니다. 이제는 환자로부터 채취한 암 조직을 분석하고, 변이된 유전자를 파악한 후 암세포의 유전자에 가장 효과적인 약을 선택하는 맞춤 처방을 하는 것입니다.

표적치료제, 즉 특정한 암의 성장을 억제하는 항암제들도 많이 개발이 되고 효과가 점차 좋아지고 있습니다.
부작용도 많이 줄었고 먹는 약들의 경우 복용도 간편합니다.
암은 완치를 하려면 수술을 해야 하지만 수술하기 어려운 상황이라면 표적치료제로 정상세포에 손상을 입히지 않고 암세포만 공격해서 증식을 차단하게 됩니다.

면역치료제도 빠르게 발전하고 있습니다. 모든 세포는 자기 소멸이라는 기능을 가지고 있는데 암세포는 면역 반응을 변형시켜 이런 자기 소멸 기능을 약화시키기 때문에 정상 세포 보다 더 활발하게 증식을 하게 됩니다. 이러한 면역 반응의 변형을 교정해서 암세포를 치료하는 약물이 면역치료제입니다. 쉽게 말하면 환자의 면역력을 높여서 암을 치료하는 것이라고 할 수 있습니다.

 정밀의학은 빠르게 발전하고 있지만 언제 어떻게 더욱 접목될 수 있을지 예측하기 쉽지 않습니다.
 하지만 기존의 치료법에 비해 비약적인 발전을 하고 있고 생존율을 크게 끌어올릴 수 있기 때문에 앞으로 개인마다 최적화된 치료법들은 훨씬 많은 역할을 하게 될 것입니다.
 아직까지는 표적치료제나 면역치료제가 모든 암의 생존율을 높이는 수준까지 연구되지는 않았지만 앞으로 더 많은 연구를 통해서 개개인의 암세포의 특성에 맞춘 약물을 개발하고 적용할 수 있다면 지금의 치료 효과와 비교가 안 될 정도로 좋은 결과가 있을 것으로 기대하고 있습니다.

우리가 미처 몰랐던 대기 유독물질들

전염병이 창궐하면 수많은 사람들이 목숨을 잃던 시절이 있었습니다.

전쟁으로 죽는 사람이 가장 많았던 시기도 있었죠.

오늘날은 암과 교통사고로 사망하는 사람이 많습니다.

이처럼 시대가 바뀌면 사망의 주요 원인도 바뀝니다.

의학이 발전하면서 예전의 주요 사망 원인이었던 질환들은 사망률이 점점 줄고 있습니다.

연구가 계속되어야겠지만 앞으로 대기오염과 미세먼지로 인한 질병은 가장 중요한 사망원인으로 부상하게 될 가능성이 큽니다.

예전에는 미처 몰랐던 물질들이 분석기술의 발달과 더불어 초미량의 화학물질까지 발견해냄으로써 인체에 대한 노출과 위험성이 재정립되고 있습니다.

최근에는 PPT(part per trillion: 1,000톤에 1mg 함유) 단위까지 분석할 수 있게 되면서 존재조차 몰랐던 아주 작은 미량의 물질도 검출해내고 있습니다.

다시 말해 예전에는 우리가 알지도 못했던 미세먼지라는 것을 발견하게 되었고, 이제는 분석기술이 2.5㎛ 이하의 먼지까지도 확인할 수 있게 되면서, 이 먼지들이 도대체 어디서 나왔고 우리에게 어떤 영향을 미치고 있는 것인지 파악하고 있는 시점인 것이죠.

　그 과정에서 이미 미세먼지보다 더 작은 수많은 유해물질들에 우리가 노출되고 있다는 것을 알게 되었고, 점점 더 이러한 초미세입자들에 주목하고 있습니다. 최근 환경공학에서 주목하고 있는 HAPs(Hazardous Air Pollutants: 유해대기오염물질), PAHs(Poly Aromatic Hydrocarbons: 다환방향족 탄화수소), 그리고 POPs(Persistent Organic Pollutants: 잔류성 유기오염물질) 등이 미래 대기환경에서 심각한 문제가 될 것임을 전문가들은 이미 공감하고 있습니다.
　더구나 이러한 오염물질들은 미세먼지 입자에 흡착돼서 몸 안으로 유입될 수 있기 때문에 더욱 심각한 위협이 될 수 있습니다.

　최근 우리 생활 속에 이미 자리 잡은 화학제품들의 안전성 논란이 계속 일어나고 있는 것은 그것이 얼마나 해를 끼칠 수 있는지 충분히 설명되고 있지 않기 때문입니다.

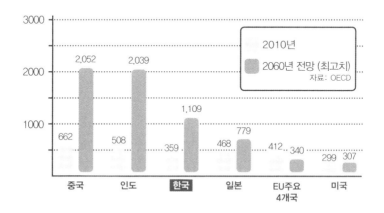

대기오염으로 인한 국가별 조기 사망자 예상

예를 들어 발암물질인 톨루엔은 가장 많이 쓰이는 용매 물질 중 하나인데, 우리 주변에 숨어있는 곳들이 많습니다. 톨루엔과 같은 유기화학물질은 우리 몸에 한번 들어오면 그만큼 세포 성능을 떨어뜨리기 때문에 상당히 위험할 수 있습니다.

환경 호르몬, 다이옥신, 비스페놀 등 우리 주변에는 유해성이 충분히 입증된 물질들이 있으며,

유기화학물의 위험성은 지금도 계속해서 밝혀지고 있습니다.

그뿐만 아니라 질소산화물, 이산화황, 포름알데히드, 벤젠, 부타디

엔. 블랙카본, 피프로닐 등 우리 주변에는 생각보다 훨씬 많은 종류의 유독 물질이 존재하고 있습니다.

미세먼지는 입자 크기가 작을수록 흡착할 수 있는 표면적이 넓기 때문에 더 많은 유해물질과 중금속을 함께 들이키게 될 가능성이 큽니다. 미세먼지 자체 보다 이러한 유해성 물질들을 함께 들이마시기 때문에 심각한 위협이 됩니다.

최근의 전자산업을 보더라도 모든 제조공정에서 화학물질을 쓰고 있습니다. 어떻게 보면 화학 산업이나 마찬가지라고 할 수 있을 정도입니다. 그곳에서 배출되는 물질들이 대기 중으로 얼마나 방출되고 우리에게 어떤 영향을 미치는지는 잘 모르고 있습니다.

지금도 일상 가까이에서 우리도 모르게 환경적으로, 또는 화학적으로 우리를 공격하고 위협하는 요소들이 충분히 존재할 수 있습니다. 10년, 20년이 지나 그것이 누적되어서 발견될 수도 있는 현재진행형인 상황입니다.

지금 당장 한 술에 배부를 수는 없습니다. 현실적으로 봐야 하죠. 그 첫 번째 단계는 명확한 로드맵을 그려가는 것입니다.

안전한 대기환경을 만드는 길

우리가 연소 행위를 하는 이유는 에너지를 얻기 위해서입니다. 미세
먼지를 포함한 대기오염물질들은 대부분은 연소를 통해서 나오는 입
자들입니다. 가장 큰 연소공정이 바로 화력발전입니다.

　얼마 전 대규모로 진행된 대기환경평가에서도 충남지역의 화력발
전소에서 배출되는 미세먼지와 휘발성 유기화합물이 기존에 알려진
것보다 훨씬 더 수도권의 대기질에 영향을 주고 있는 것으로 나타났
습니다.

　따라서 화력발전의 연소를 줄이면 미세먼지도 그와 비례해서 줄어
들 수 있게 됩니다.

　전력수급을 안정적으로 유지하면서 청정에너지로 점차 늘려가려면
어떻게 해야 할까요?

　국민소득과 경제성장이 더 필요한 우리나라 현실에서 전력 생산비
용을 최소화할 수 있는 화력발전을 줄이고 청정에너지로 단기간에
옮겨가는 것은 사실 쉽지 않은 일입니다. 미세먼지의 주요 발생원인
석탄화력발전소의 석탄연료의 사전 청정기술을 적용하고, 연소성능
을 높일 수 있는 보일러를 개발하면서 발생가스 처리 공정을 다단계
로 구성함으로써 최종 대기오염물질의 배출량을 최대한 억제할 수

있는 방안이 필요합니다.

　화력발전소에서는 중금속이나 화학물질들은 어느 정도 걸러낼 수 있지만 초미세먼지 수준까지 걸러 내는데 한계가 있습니다. 더구나 현재 화력발전소에서 나오는 어떤 성분들이 어떤 부작용을 일으키는지에 대해 확실한 파악도 되지 않고 있죠.

　일본의 경우 중국의 동해안에 걸쳐있는 화력발전소와 대형 공장들에서 뿜어 나오는 초미세입자들이 우리나라에 얼마나 오고 있는지 조사를 하고 있습니다. 우리나라가 최근에야 2.5μm에 대해 관심을 갖게 되었다면 일본은 이미 1μm까지 추적을 하고 있는 것이죠.

　국내외 발전소와 공장 등에서 몰래 배출하고 있거나 우리가 알지 못했던 배출물질이 무엇인지 알아야 우리가 펼칠 정책들이 효율성을 갖기 때문에 그것을 찾아내는 것이 중요합니다. 그에 따라 배출원에 미세먼지 방지설비를 의무적으로 갖추도록 하고 기술 수준을 정책적으로 높이려는 노력이 필요합니다.

　환경문제는 이미 국경을 무의미하게 만들었습니다. 인도네시아 산불로 인해서 싱가포르나 말레이시아에 직접적인 영향을 준다거나,

브라질에서 발생하는 산불이나 멕시코에서 내뿜는 스모그가 미국, 캐나다까지 날아갑니다. 나비효과처럼 작은 원인들이 모여 국경을 넘어서 다른 나라에 큰 영향을 줄 수 있게 된 것이죠.

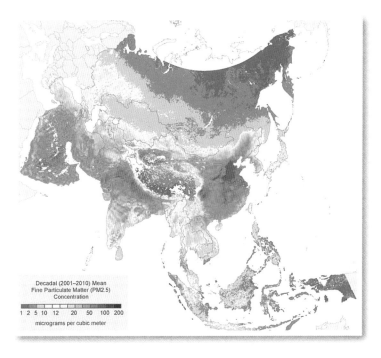

아시아지역 초미세먼지 분포도 – CIESIN Columbia University 2015

한국-중국-일본이 함께 대책을 세우고 서로 실현 가능한 접점을 찾기 위해 협의해야 합니다. 나아가 화석연료를 사용해서 미세먼지와 오염물질을 대량으로 발생시키는 산업에서 점차 첨단, 지식집약 산업으로 바꿔가야 할 필요가 있습니다. 심각한 대기오염을 일으키는 현재 산업구조에 안주하지 않고 계속해서 변화하려는 노력이 미세먼지를 줄이는데 상당한 효과를 가져올 것입니다.

자동차 배기가스도 미세먼지의 주범입니다.

이제 내연기관으로 움직이는 자동차의 시대는 얼마 남지 않았다고 볼 수 있습니다.

유럽의 여러 국가들이 앞으로 십수 년 안에 화석연료를 사용하는 차량의 판매를 금지하는 정책들을 내놓으며, 친환경차 시대를 대비하기 시작했습니다.

우리나라도 충분한 충전소 설치 등 인프라 구축과 제도 개선으로 친환경차 시대로 탈바꿈한다면 배출가스 부분은 확실한 개선 효과가 있을 것입니다.

상습 정체구간이 늘면서 타이어가 도로와 마찰하며 발생하는 미세먼지도 상당한 발생원입니다. 교통이 혼잡하면 계속해서 브레이크를 밟게 되기 때문에 미세먼지의 양은 훨씬 더 늘어나게 됩니다.

최악의 대기오염 지역이라는 불명예를 가지고 있던 베이징도 베이징올림픽 당시 차량 2부제를 실시했더니 그 기간 동안에는 베이징 시내에서 맑은 하늘을 볼 수 있었다고 합니다. 친환경 차량의 비중을 높이고 교통량을 분산시키는 등 효율적인 차량 유도를 한다면 대도시라고 해도 미세먼지 농도를 크게 낮출 수 있습니다.

아쉽게도 통계청에 따르면 우리나라에서 경유와 휘발유 자동차를 보유한 가구의 수는 해마다 증가하고 있습니다.

우리나라는 다른 어느 나라보다 대중교통이 잘 정비되어 있음에도 불구하고 개인차를 선호하는 이유가 뭘까 생각해보면 좀 불편한 것을 싫어하고 편리한 것을 추구해서가 아닐까 싶습니다. 우리나라 공기가 이렇게 심각하니까 나부터 '차 좀 덜 타자'라는 의식이 공유되도록 환경에 대한 경각심과 의식수준을 높이려는 사회적 분위기가 조성될 필요가 있습니다.

미세먼지는 시간이 갈수록 더 큰 사회문제가 될 수 있습니다.

지금까지 연구된 바가 적고, 앞으로 얼마나 더 심각해질 것인지 예

측하기가 어렵습니다. 지금부터라도 효과적인 사회제도적 정책들이
반드시 동반되어야 합니다.

대기오염을 줄이기 위한 우리 사회의 과제

미국 환경보호청(EPA)에 따르면 대기오염에 의한 조기사망자수가 교통사고로 인한 사망자 수보다 3배 이상 많다고 합니다. WHO에서는 세계적으로 해마다 700만 명 이상이 나쁜 공기질 때문에 사망한다고 발표하고 있습니다.

산업화가 이루어진 국가에서 환경문제는 국민소득수준과 밀접한 관련을 갖고 있습니다.

예를 들면 개발도상국가에서는 수질에 먼저 신경을 씁니다. 우선은 당장 물이 중요하기 때문이죠. 어느 정도 경제성장이 이루어졌다면 대기오염에 대해서 관심을 갖게 됩니다. 우리나라의 경우 환경과 관련된 민원에서 가장 많았던 것이 소음과 분진이었지만, 갈수록 악취와 빛 공해 등으로 옮겨가고 있습니다. 점점 선진국 형으로 변화하고 있는 것이죠. 우리나라는 이제 초미세먼지로 환경에 대한 관심이 빠르게 이동하고 있습니다. 우리가 일상에서 마시는 공기질에 대한 기준이 급격하게 높아지고 있는 것이죠.

환경편익이라는 개념이 있습니다.

비용을 들여서 환경의 질을 개선하면 사람들의 삶의 질에 어느 정도로 기여를 할 수 있는지 경제적으로 환산해보는 것입니다. 환경개선에 투입되는 비용보다 삶의 질을 개선시키는 효과가 크다면 투자를 하는 것이 사회 전체적으로 이득이라고 보는 것이죠.

시민들의 건강과 사회활동에 문제가 생긴다면 결국 사회적 비용은 크게 증가할 것입니다. 환경편익의 논리에 따라서도 공기청정 기술의 개발과 도입을 포함한 공공정책의 확대가 필요한 시점인 것이죠.

우리나라 현실에 맞는 환경편익을 어느 정도로 볼 것인지 명확히 정립하는 것이 필요합니다.

우리나라의 미세먼지 기준은 WHO나 선진국 기준에 못 미치고 있습니다. 그런데 환경편익을 설정하는 것은 결국 우리가 어느 정도를 용인할 것인가 하는 문제입니다. 전기요금과 제품가격 상승, 차량 운행 제한 등 경제의 효율성과 시민의 건강권이 첨예하게 대립하는 사안입니다.

대기오염과 화학물질에 대해 우리가 허용할 수 있는 기준치를 정부가 제시하고 관리하는 것, 그리고 그 기준에 만족하는 공정과 제품이라면 시민들이 안심하고 사용하는 것이 가장 확실한 방법일 것입니다. 사회적으로 용인하고 받아들일 수 있는 가이드라인을 먼저 명확하게 정립하고 알리는 것이 필요한 것이죠.

이와 함께 지금 우리에게 필요한 것은 에너지 절약입니다.

미세먼지 오염으로부터 해방되기 위해서는 결국 시민들의 의식수준 향상이 필수적입니다. 국민 1인당 에너지 소비량이 세계 최고 수준으로 알려진 우리나라 현실의 획기적인 변화가 필요한 상황입니다. 에너지 절감을 위한 정부 정책 도입과 더불어 절약하는 생활패턴이 일상화될수록 일상의 깨끗한 공기는 가까워질 것입니다.

나부터 줄인다는 생각이 모아지면 에너지를 절약하는 분위기는 급속도로 확산될 수 있습니다.

그러한 사회 분위기가 조성될수록 우리에게 좀 더 깨끗한 환경의 질로 돌아오는 것이죠.

초등교육에서 영어, 수학 못지않게 환경의식을 가르치는 것도 중요합니다. 어렸을 때 습관은 평생 갈 수 있기 때문에 의무교육 기간이라도 환경교육을 강화해서 다음 세대가 환경의 소중함을 스스로 이해하고, 환경친화적인 삶을 살아갈 수 있도록 유도하는 교육이 필요합니다.

 언론매체에서도 환경에 관한 단발성 이슈가 아니라 환경에 대한 방송을 지속할 필요가 있죠.

 물론 친환경, 신재생에너지로 한꺼번에 바꾸기는 어렵습니다.

 더군다나 우리나라는 에너지가 부족한 국가이기 때문에 에너지 생산의 효율과 가성비를 고려하지 않을 수 없습니다.

 에너지 절감이 먼저 이루어지고 신재생에너지로 단계적인 교체가 진행될 때 충분한 효과가 있을 것입니다.

 환경에 대한 시민들의 의식수준이 향상되면서 기술적인 부분들이 함께 병행되고, 정부는 제도적으로 이끌어 준다면 우리나라의 대기질은 지금보다 훨씬 나아질 수 있습니다.

호흡이 10년을 더 살게 한다

호흡기 건강의 핵심은 늘리는 것이 아니라 지키는 것!

숨 쉬듯이 한다는 말이 있습니다.

숨을 쉰다는 것은 세상에서 가장 편하고 쉬운 일이었습니다. 하지만 이제는 정말 건강하게 살기 위해 숨 쉬는 것을 신경 써야 하는 시대가 됐다고 할 수 있습니다.

한 번이라도 숨이 막히는 질환을 가졌던 분들은 숨 쉬는 것이 얼마나 행복한 것인지를 절실하게 느끼게 된다고 합니다. 너무나 당연했기에 한번 무너지기 시작하면 그만큼 견디기 힘들게 되는 것입니다.

호흡기 건강은 자신이 가진 상태를 최대한 유지하며 살아가는 것이 원칙입니다.

한번 망가진 기관지와 폐는 재생이 되지 않기 때문입니다.

젊었을 때부터, 지금부터라도 조금이라도 더 편하게 숨을 쉴 수 있는 환경을 만들어나가는 것이 반드시 필요합니다.

모르고 무관심한 것보다 내가 아는 만큼 예방할 수 있고, 조금 더 질 높은 삶을 살 수 있습니다.

호흡기 환자들 중에는 노인분들이 많습니다. 의료기술이 발전할수록 오래 사는 사람들은 계속 증가하고 있지만 그중에서 편하게 사시는 분은 드뭅니다.

불편하지 않게 생활하는 것이 60년이고, 누워서 시름시름 앓으며 지내는 것이 40년이면 그것을 과연 백세까지 장수했다고 할 수 있을까요.

사람이 살면서 가장 중요한 것 중의 하나가 편하게 숨을 쉬며 사는 것입니다.

개인의 생활방식이나 유전적인 영향, 경제적 수준 등 여러 요인이 건강수명에 영향을 미치겠지만, 특히 호흡환경은 상당한 영향을 주게 됩니다.

호흡기와 관련된 질환이 생길 때마다 폐기능은 점차 떨어지기 때문에 작은 원인이라도 피하는 것이 중요합니다.

공기 중의 미세먼지부터 유해가스, 알레르기 인자, 호흡기 감염, 폐렴 등 호흡기의 위험요인을 피하는 것이 우선이고, 그래도 호흡기 질환이 생겼다면 빨리 치료를 받아서 회복시켜 주는 것이 최선의 방법입니다.

그러기 위해서 내가 어떤 환경에서 지내고 있고 어떤 증상을 보이며 언제 치료를 받아야 하는지 알아야 하는 것이죠.

갈수록 심각해지는 대기환경으로 우리가 호흡기 건강을 위해 뭘 해야 할까 무언가 특별한 방법들을 찾기도 하지만 여기에서 말씀드린 예방법 정도만 지켜간다면 호흡기 질환의 상당 부분을 예방할 수 있을 것입니다.

기관지와 폐건강을 위해 중요한 것은 이미 입증된 사항들을 착실하게 따라가 주는 것입니다. 그 후에 추가적으로 필요한 부분은 의사와의 상담을 통해 개개인에 맞춰서 보완해 가는 것이 맞을 것입니다.

궁극적으로 우리가 편안하고 안전한 숨을 쉬기 위한 환경은 개인들만의 노력으로는 부족합니다.

저와 같은 호흡기 전문의들만 노력한다고 해결되지 않습니다.

개개인들이 각자 맡은 위치에서 필요한 역할을 하고, 사회 전반적인 인식 공유와 정부의 효율적인 정책, 국제적인 협력 등 여러 요소가 조화를 이루어야 구현이 가능할 것입니다.

불편함 없이 숨 쉬는 것이 정말 소중한 것이라는 사실을, 또한 그렇게 하기 위해서는 나를 비롯한 많은 사람들이 다 같이 힘껏 노력해야 한다는 것을 이 책을 통해 조금이라도 공유될 수 있다면 좋겠습니다.

호흡이 10년을 더 살게 한다

집필에 아낌없는 조언을 해 주신 경희대학교 환경공학과 조영민 교수님, 강동경희대병원 이정주 영양사님, 특히 어릴 적부터 친구라는 인연으로 책을 쓰는 데까지 기꺼이 도움을 준 이대목동병원 김한수 교수님께 깊은 감사를 전합니다.

호흡이
10년을 더
살게 한다

1판 1쇄 발행 2017년 12월 20일

지은이 최천웅

펴낸이 강준기
펴낸이 메이드마인드
책임편집 이지영
교정교열 박유미
디자인 Erin

주소 서울시 마포구 용강동 67-1 인우빌딩 5층
주문 및 전화 0505-1470-3535
팩스 0505-333-3535
이메일 mademindbooks@naver.com
블로그 blog.naver.com/mademindbooks

출판등록 2016년 4월 21일

ISBN 979-11-959242-3-3   03510